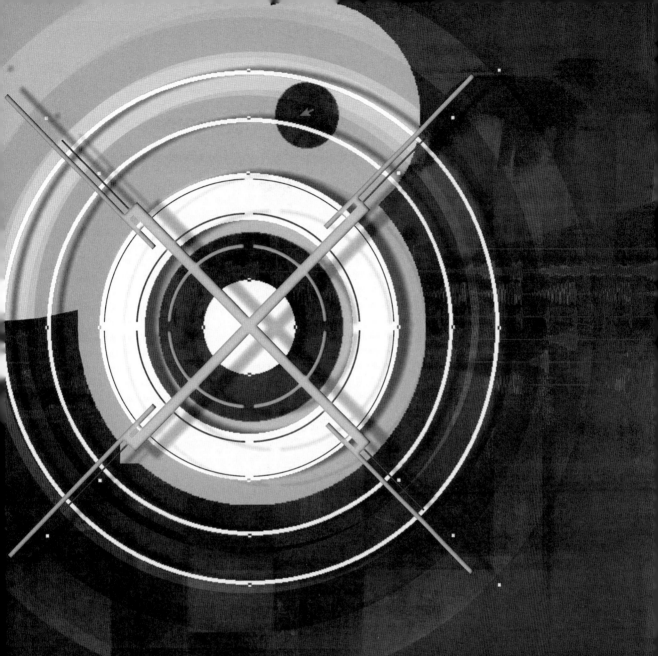

■本書附有學習手冊可供學習參考■

配鏡學
Ophthalmic Dispensing

朱泌錚　黃大明　編著

五南圖書出版公司　印行

推薦序一

　　朱泌錚教授在視光業界中從事教職多年，與我母親同是嘉義人的他，算是家中的長輩世交之一。還記得我剛踏入教育工作時，仍受惠許多於朱教授，學習他有關無我的付出於臺灣的視光界，也是啓發我要貢獻所學的長輩。

　　朱教授往返於大陸與臺灣之間教導配鏡學多年，從此書之中，大家不難可以看到朱教授花了很多時間與精神，將他所知的技術一字一字寫出來，分享給下一代。在目前臺灣現有的視光專業書籍當中，這是一本最新以及內容最齊全於專業配鏡知識的書，非常合適在基礎配鏡學的課程之中使用。

　　最後，讓我們一起祝福臺灣的視光能持續的朝向更專業的心態努力邁進。

中臺科技大學視光系主任

視光醫學博士　吳怡璁

於臺北視光中心

推薦序二

　　有云：「術業有專攻」。現今社會分工細密，對專業人才需求殷切，不同的專業領域，有其排他以及不可取代性，「驗光配鏡」即為其一。

　　隨著環境的改變、資訊的多元化以及業者自我要求的提升下，視光教育近年來備受矚目。有鑑於此，政府計畫將視光從業人員納入管理，施以專科訓練，以確保執業品質及維護消費者權益。持有「專業證照」制度將是必然的趨勢。

　　「配鏡學」為視光教育中的核心科目，而環顧國內視光專業書籍菁蕪紛雜，業者自我進修管道缺乏；於此，從業三十年資深先進，亦同時從事教職二十餘年的朱泌錚先生，特於百忙中以其專業背景出版此「配鏡學」專書。

　　朱先生認真敬業且學養兼備為眾所周知，此書在實務及理論方面均有極豐富且深入的見解。此書第一章生理、第二章光學、第三章儀器、第四章鏡框以及第五章鏡片，涵蓋「配鏡學」的基礎與所有重要項目；第六章在試題與解說中，附上測試題目以供讀者進行自我檢測。因此，此書對視光系科的在學學生或是視光從業人員而言，其價值是不容置疑的；對於精進的配鏡專業技術，也將有極大的助益。敝人感謝朱先生的用心之外，亦推薦這本優良的專書，以期提升國內視光專業知能，為國人的視力保健盡一份心力。

仁德醫護管理專科學校視光學科主任

助理教授　劉祥瑞

苗栗後龍

推薦序三

　　台灣目前是世界上近視盛行率相當高的國家之一，主要是由眼睛屈光問題所造成。矯正方式，以框架眼鏡的配戴最為普遍。然而，一付因人配製的眼鏡如何能製作到完全符合驗光量測的結果，以達到視力矯正的光學效果及配戴舒適的感覺，的確需要精準及熟練的製作技術才能達成。目前提供此專業教育的管道，已逐漸由傳統師徒制的傳授模式，改變為以學校正規的學理授課及技能實作訓練為主，如此才能真正學習到眼鏡製作的真傳，而授課所需的教材即是所謂的「配鏡學」書籍。

　　新聞部定專技教師朱泌錚老師將出版一本與配鏡學有關的書籍，身為視光教育的一份子，非常高興且樂觀其成，因為在配鏡方面的中文書籍並不多，能為有志學習配鏡專業技術的學生及從業人員撰寫專書，將是學界及眼鏡業界之幸。朱泌錚老師將多年在配鏡方面的豐富教學及實作經驗彙整編輯成書，內容包括鏡片的光學效果、檢查儀器的使用、鏡片的製作與安裝、及鏡框的選擇與調整等，淺顯易懂。更在每一章節後附加專題討論及400多題的題目，供讀者於學習後有複習測試的機會，對提升學習成效有相當大的幫助。在此很感謝朱泌錚老師的用心，相信透過本書有系統的教學指引，必能提供國人在配鏡的實務工作上相當寶貴的參考知識，進而提升國人配鏡專業技術的水準。

樹人醫護管理專科學校視光學科主任
黃敬堯

參考文獻

視力檢查

J.Boyd Eskridge: Clinical Procedures in Optometry; 0-397-50984-7; 1991

Theodore Grosvenor: Primary Care Optometery; 0-7506-7308-7; 2002

Nancy B. Carlson: Clinical Procedures for Ocular Examination; 0-07-124077-2; 2004

David Abrams: Practice of Refraction; 0-443-03856-2; 1993

William J. Benjamin: Borish Clinical Refraction; 2ED; 0-7506-7524-6

王益朗；基礎驗光檢查程序；957-616-585-7

解剖、神經

B. R. Mackenna；圖解生理學；957-666-594-9；2005

陳貴寶；眼球解剖與生理學；1-55642-348-9；2004

P T Khaw; ABC of Eyes; 0-7279-0766-2; 1994

A S M Lim; Colour Atlas of Ophthalmology; 981-02-2339-0

Fritz Hollwich; Ophthalmology; 3-13-560802-6; 1984

Kanski; Clinical Ophthalmology; 0-7506-4014-6; 1999

Robert Carola; Human Anatomy; 957-493-315-6; 1996

Zeki; A Vision of the Brain; 0-632-03054-2; 1993

Gloria Wu; Retina; 0-7216-6691-4; 1995

Richard S. Snell; Clinical Neuroanatomy; 957-616-709-4; 2003

John Striling; Cortal Function; 957-11-3347-7; 2003

雙眼視

Pickwell; Binocular Vision Anomalies; 0-7506-2062-5; 1997

Rodney W. Nowakowski; Primary Low Vision Care; 0-8385-7980-9; 1994

Loran MacEwen; Sport Vision; 0-7506-1578-8; 1995

Gunter K. von Noorden; Binocular Vision and Ocular Motility; 0-8151-9026-3; 1996

John R. Griffin; Binocular Anomalies Procedures for Vision Therapy; 0-7506-9490-4; 1982

Susan A. Cotter; Clinical Use of Prism; 0-8151-1810-4; 1995

Mitchell Scheiman; Clinical Managemant of Binocular Vision; 0-7917-3275-1; 2002

Ian P. Howard; Binocular Vision and Stereopsis; 0-19-508476-4; 1995

David A. Goss; Ocular Accommodation Convergence and Fixation Disparity; A Mamual of Clinical Analysis; 0-7506-9497-1; 1995

Terry Buckingman; Visual Problem in Childhood; 0-7506-1061-1; 1993

Monica Chaudhry; Low Vision Aid; 81-8061-789-0

洪清一；知覺動作訓練；957-11-1879-6；1999

John M. findlay; Active Vision: The psychology of Looking seeing; 0-19-852480-3; 2004

王滿堂；視覺與知覺生理學；957-616-779-5；2004

心理學

葉重新；心理學；957-661-528-3；1992

Wolfgang Kohler; Gestalt Psychology; 957-730-032-4; 1998

張慧芝；人類發展兒童心理學；957-493-463-2；2003

溫明麗；皮亞傑與批判性思考教學；957-0420-47-2；2003

楊國樞；神經心理學；957-551-430-0；1994

萬明美；視障教育；957-11-2389-7；2001

張欣戊；發展心理學；957-661-439-2；2002

瞿錦春、張芬芬；視覺心理學；957-11-4352-9

施志茂；安非他命危害與犯罪防治；957-609-233-6；2000

隱形眼鏡

Contact Lens: Procedure and Techniques; 0-7506-9187-5; 1992

Noel A. Brennan; A Guide to Clinical Contact Lens Management; 1997

陳永年；隱形眼鏡概論；957-616-692-6

蕭文蕙；裂隙燈檢查與評估；957-616-645-4

光學

楊建人；光學原理；957-18-0228-X；2003

Clifford W. Brooks; System for Ophthalmic Dispensing; 0-7506-9481-5; 1996

Steven H. Schwartz; Geometrical &Visual Optics; 0-07-137415-9; 2002

Troy E. Fannin; Optical Optics; 0-7506-9312-6; 1987

耿繼業；幾何光學；957-21-3365-9；2004

M. H. Freeman; Optics; 0-75064248-3; 2003

吉田正大郎；透鏡稜鏡研磨工藝；957-749-581-8

高正雄；透鏡設計理論應用；957-749-709-8

陸懋宏；幾何光學

字典

翁心植 ；眼科醫學辭典；957-508-589-2

吳英嬌；眼科名詞辭典；1986

Michel Millodot; Dictionary of Optometry and Visual Science; 0-7506-31457; 1997

OAT; Kaplan; 978-1-4795-5126-0

Linda Casser; Examination Review Optometry; 4ED

和泉行男、岡本龍博、野矢正、花景讓；眼鏡＆隱性眼鏡精選問題集上卷；平成2年

和泉行男、岡本龍博、野矢正、花景讓；眼鏡＆隱性眼鏡精選問題集下卷；平成2年

配鏡

和泉行男、岡本龍博、野矢正、花景讓；知惠；1989

Clifford W. Brooks, Irvin M. Borish; System For Ophthalmic DisPensing; 2ED; 0-7506-9481-5

序 一

【教學相長】感恩、樹人

1983年夏天，樹人醫校創辦人、董事長、校長等……一行人突然到「協同光學」公司參觀儀器設備，及鏡片生產等視光相關產業，因當時我常與東南亞眼鏡相關產業交流與教學單位接觸並說明相關訊息，當時校長就力邀我進入學校任教，當時惶恐至極，心想教職非我專長，又相關驗光知識淺薄，便極力推委。隔年，學校創辦人等為學生實習工作等一系列工作再見面，並再次邀入教職並以教學相長、自己也可學到一點東西而力勸入校，兼任相關課程，適時才入校進入視光領域，一待就任職近二十年。1990年學校升格為專科學校，董事長、校長又鼓勵我參加教育部技職講師考試，取得部定技職教師資格，2007年學校又推校評助理教授，2007年正式以助理教授任課，致此深感樹人對我之培育，深感五內願以此書獻給最敬重之師長，樹人醫專—董事長林朝家先生。

　. . . .

【知識學習】

教學相長，入校任教才感國內相關資訊幾乎等於零的狀態，比鄰近國家如，菲律賓視光學已有百年歷史，日本、新加坡也都有幾十年歷史，任職授課真是一大難題，幸有日本早稻田翻譯本在臺茗生，並出版相關書籍，原文書籍也不多，書局幾乎找不到，再則高職生也不適用，祇有部分翻譯彙編成講義暫用，直到王滿堂老師出版一系列書籍才鬆口氣。2006年，眼鏡公會推一系列驗光、配鏡講習找不到一本適用之教材，才取出我與黃老師平常用之配鏡講義，請黃老師彙編，但因量少不完整，在公會課程中進而修編其適用性，期望能達到學術與技術結合，適合技職院校適用之書，承五南圖書出版公司願供心力出版，至此定讞。

【結尾】

最後要分享的是，天將降大任、必先苦其心志！說真的，入校才學習邊走邊學習，直到50多歲才學習年輕人的工作，如電腦製作課程，常請教年輕一輩教導如何運用新科技，假如我一陳不變，在眼鏡業可能就不會去學習相關視光課程製作，更不會有出書之事，至

此才享有這樣的結果真是「教學相長」，願今天以此書作為起頭，往後驗光、相關書籍、教學影片出版也可預期，期望同業先進、各位老師能給我指教訂正，以免誤人子弟，謝謝！

樹人醫護管理專科學校視光科

助理教授　朱泌錚

序 二

　　不像其他的科目，視光科這個科目很冷門，在剛踏入這行的時候，要買書進修別無選擇，就只有東京眼鏡專門學校教材所翻譯的十二本書比較完整，其餘就是一些比較屬於物理光學方面的書。要買專業書籍更是困難，而且當時只知道要學驗光這個狹窄領域，根本不知道還要學解剖、物理光學、進階驗光、雙眼視覺學等等更專業的知識。多虧幾年來網路的發達，在網路的協助下，從網路上直接從美國郵購很多專業書籍；進而才了解到原來視光科的領域這麼廣。

　　我一直在想，現今臺灣為什麼這麼缺乏視光科方面的書，甚至於在臺灣，鐘錶眼鏡商業同業公會聯合會要辦理講習時，才由各位老師編排出教材。有鑑於此，朱老師提議將多年來配鏡學方面講義彙集成書，使各位眼鏡從業人員能夠在講習過程中能夠順便準備驗光師／生的考試，另一方面解決實際臨床上碰到的問題。

　　當然在整理的過程中難免有筆誤、不盡理想、或不足的地方，希望各位老師及同業先進能夠指正。

　　最後在此感謝所有對這本書提供協助的所有老師。

黃大明

目　錄

第六章　試　題　183

中英名詞對照　307

第一章　生　理

眼球屈折狀況
專題討論

眼球屈折狀況

　　眼睛是一個特殊的感光器官，這個器官接受外界進來的光線刺激，並將這些刺激訊息傳遞到反應器官。這些傳遞光線刺激的介質包括角膜、葡萄膜、眼房水、虹膜、瞳孔、水晶體、玻璃體，在視網膜、黃斑部將這刺激訊息轉換成為神經衝動，並將它傳遞到大腦。

　　這種將入射眼睛的光線適當的屈折，使它在視網膜的感光細胞上結像的機轉，稱為「眼球的屈折」。眼球在沒有調節的狀態下，稱為靜態的屈折（static refraction）；相對的，經過調節作用改變水晶體的屈折率，因而暫時改變眼睛裡面的屈折狀況，稱為「動態屈折」（dynamic refraction）。

　　靜態屈折狀況包括正視（emmetropia）、近視（myopia）、遠視（hyperopia）、及散光（astigmitism）；對正視而言，其他的屈折狀況稱為非正視眼（ametropia）或屈光異常（refraction error）。

正視眼

　　正視眼的定義為從無限遠的光線，在沒有調節的狀況下，光線從角膜、水晶體、玻璃體行進並且在視網膜中心窩的感光細胞結像。這表示正視眼可以看清楚遠處的物體，位在眼前的有限距離狀況下，遠方的這一點稱為遠點（far point）。在光學上，這是視網膜中心窩結像的共軛點。

非正視（ametropia）

　　非正視眼而言，如果非正視眼是由於眼軸的長度異常，以致光線無法投映在視網膜上，這種狀況稱為軸性非正視眼（axial ametropia）；如果是由於屈折性因素所引起的，則稱為屈光性非正視眼（refractive ametropia）。

　　就正視眼與非正視眼的關係而言，如果遠距離的物體影像，聚焦在視網膜前面，這種現象稱為近視；如果聚焦在視網膜後面，這種現象稱為遠視；如果進到眼睛裡面的光沒有辦法聚焦在一點，而形成前後兩個焦點，這種現象稱為散光。

近　視

人在無調節的狀況下，來自遠方的平行光線在視網膜前面結像，這種現象稱為近視。近視眼的遠點在眼睛前面的有限距離。

近視因其成因分為軸性近視及屈折性近視：

1. 軸性近視：這種狀況是指眼球的光學系統大致在生理的合理範圍內，但是因為眼軸比一般狀況還長，以致焦點落在視網膜前面。一個正常的眼球長度為24mm，若眼軸增長1mm，大約會形成3D的近視。
2. 屈折性近視：這種狀況眼軸的長度大致正常，但是由於眼球傳遞光線的介質屈折力太強而形成的近視。

遠　視

人在無調節的狀況下，來自遠方的平行光線在視網膜後面結像的屈折狀況，稱為遠視。遠視的遠點在眼球後面的有限距離。因此遠視屈光異常在沒有調節的狀況下，沒有辦法獲得一個清楚的影像。

遠視依發生的原因也可分為兩大類：

1. 軸性遠視：這種狀況是指眼球的光學系統大致在生理的合理範圍內，但是因為眼軸比一般狀況還短，以致焦點落在視網膜後面。
2. 屈折性遠視：這種狀況眼軸的長度大致正常，但是由於眼球傳遞光線的介質屈折力太弱而形成的遠視。

散　光

由於眼球光學系統的屈折面並不是一個球面，以致由外界的平行光線進入到眼睛之後沒有聚焦在一點，這時不論是使用凹透鏡或凸透鏡都無法得到一個清楚的影像。

就散光屈光異常而言，有下列幾種類型：

1. 近視性複性散光（myopic compoun astigmatism）：就是前後兩個徑線，都是在視

網膜前面聚焦，呈近視狀態。這兩個方向的遠點都是在眼睛前面的有限距離。

2. 近視性單性散光（simple myopic astigmatism）：就是兩個徑線當中，其中有一個徑線聚焦在視網膜上，另一個徑線在視網膜前面聚焦。這兩個方向的遠點，聚焦在視網膜上那一個徑線的遠點在無限遠，而聚焦在視網膜前面那一個徑線的遠點在眼睛前面的有限距離。

3. 混合性散光（mixed astigmatism）：就是兩個徑線當中，其中有一個徑線在視網膜前面聚焦，另一個徑線在視網膜後面聚焦。

4. 遠視性單性散光（simple hyperopic astigmatism）：就是兩個徑線，其中有一個徑線在視網膜上面聚焦，另一個徑線在視網膜後面聚焦。

5. 遠視性複性散光（hyperopic compoun astigmatism）：就是兩個徑線都是在視網膜後面聚焦。

調　節

當一個人的兩眼，從固視一個距離的物體改變成觀看另一個距離的物體時，眼睛裡面水晶體產生的屈光度，以及視軸的相對位置必須改變，這樣才能夠使視網膜保持定義為清楚敏銳的影像，同時維持著兩眼固視。因此，如果一個觀察者，兩眼同時固視一個位在兩眼中間離開額平面6m的物體，當物體逐漸靠近到達頭部時，眼睛裡面水晶體產生的屈光度必須逐漸增加，這樣才可以使接近的物體影像能夠清楚的聚焦在視網膜。屈光度增加的同時，兩眼視軸之間形成的夾角也必須逐漸增加，這樣物體影像才能夠保留在視網膜中央窩上。相反的，如果固視物體自近距離逐漸離開，就會產生相反的過程。如果固視物體的距離不連續時，就像從一個固視距離跳躍式的看到另一個距離時，眼睛裡面的屈折狀況及視軸的相對位置也必須迅速變化。

眼睛為了確保一個清晰的視網膜影像，眼睛裡面水晶體造成的屈光度變化，稱之為調節（accommodation）。視軸相對位置變化時，如果兩眼視軸之間形成的夾角增加，我們稱之為輻輳（convergence），而當夾角減少，則稱之為開散（divergence）。另外，在觀看近距離物體時，同時也會伴隨發生縮瞳的現象。

在固視近距離時，會發生調節、輻輳、及縮瞳這三個動作，由這三個動作的組

合，我們將它稱為近距離視力組合（near vision complex），也有人將它稱為三合一的動作。這種三合一的動作，並不是一個真正的反射動作，而是一個不由自主的聯帶運動，那是因為觀看近距離物體時所引發不同作用的組合。可以分開來想這當中的每一個作用。

老花眼

老花眼是「這是隨著年齡出現，調節能力衰微的正常現象，這時候要觀看近距離物體時，需要使用一個正加入度的鏡片才能作滿意觀看，有時候也可以以調節近點衰退到超出20cm以外這種方式確認。」老花眼主要的症狀是近距離視力模糊或閱讀細微字體的時候有困難。老花眼的人，在問診的時候經常會報告，閱讀的時候必須將資料移得更遠才看得清楚。他們偶爾也會陳述，要閱讀時眼睛會有「拉扯」的現象或是心理感覺到緊張。對老花眼症候所下的定義是調節幅度降低。

矯正屈光異常

矯正屈光異常的目的是使光線能夠聚焦在視網膜上。這時候，必須先了解到屈光異常的種類。

在近視屈光異常時，由於聚焦在視網膜前面，因此，必須使用凹透鏡將聚焦點往後推到視網膜上。在遠視屈光異常時，由於聚焦在視網膜後面，因此，必須使用凸透鏡將聚焦點往後推到視網膜上。在散光屈光異常時，由於聚焦在一點，而形成前後兩個焦線，因此，必須使用散光鏡片分別將焦線移到視網膜上。

在老花眼的案例時，除了要矯正遠用的屈光異常以外，還要另外一副近用的矯正度數。

專題討論

1. 何謂正視（emmetropia）？
2. 何謂近視（myopia）？分成幾種類型？
3. 何謂遠視（hyperopia）？分成幾種類型？

4. 何謂散光（astigmitism）？分成幾種類型？

5. 近距離視力組合（near vision complex）是由幾種運動組合而成？

6. 解釋名詞：

　　a.近視性複性散光（myopic compoun astigmatism）

　　b.近視性單性散光（simple myopic astigmatism）

　　c.軸性非正視眼（axial ametropia）

　　d.屈光性非正視眼（refractive ametropia）

　　e.混合性散光（mixed astigmatism）

　　f.遠視性單性散光（simple hyperopic astigmatism）

　　g.遠視性複性散光（hyperopic compoun astigmatism）

　　h.調節（accommodation）

　　i.輻輳（convergence）

　　j.開散（divergence）

第二章 （光　學）

折　射

　　光線不只是會從表面彈開（反射），它也會通過透明的介質，在這過程中光線行進的速度會慢下來，並且行進的方向會改變。這個過程就稱為折射（refraction）。

　　光線在空氣中每秒行進的速度為186,000英哩。光線在水中每秒行進的速度為140,000英哩。如果將空氣中行進的速度和其他介質作比較，我們會得到一個比值，稱為折射率。

$$折射率 = \frac{光線在空氣中的行進速度}{光線在其他介質中的行進速度}$$

例1：找出水的折射率？

$$折射率 = \frac{186,000}{140,000} = 1.33$$

例2：如果玻璃的折射率為1.52，請問光線在玻璃中每秒行進的速度為何？

$$折射率 = \frac{光線在空氣中的行進速度}{光線在玻璃中的行進速度}$$

$$折射率 = \frac{186,000}{光線在玻璃中的行進速度} = 1.52$$

$$光線在玻璃中每秒行進的速度 = \frac{186,000}{1.52} = 122,370$$

122,370英哩／秒

折射定律

　　折射是光線由第一介質進入可穿透的第二介質時，因而造成光射線行進方向的變化。

　　光線折射時，會沿著幾個特定的法則進行，我們將它稱為折射定律：

1. 當光線以傾斜的方向，從一個密度比較疏的介質進入另一個密度比較密的介質時，進入到第二介質後，光射線的行進方向會往法線方向折彎。

2. 當光線以傾斜的方向，從一個密度比較密的介質進入另一個密度比較疏的介質時，進入到第二介質後，光射線的行進方向會往離開法線的方向折彎。

3. 當光射線以垂直方向入射到一可穿透介質表面時，光線不會折彎，但由於第二介質密度的關係，光線行進的速度會變慢。

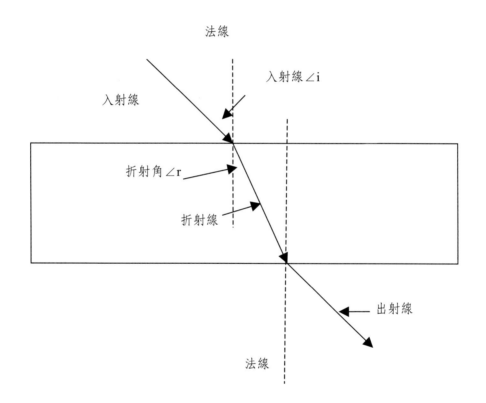

決定折射量的兩個因素是：

1. 介質由於折射率，因此對光線造成的妨礙。

2. 斜方向的入射線。

定　義

1. 法線──一條想像中的線條，這條線通過入射點並且和介質表面垂直。
2. 入射線──碰觸到折射介質表面的光射線。
3. 折射線──光線進入第二介質後形成的射線。
4. 出射線──光線離開第二介質後形成的射線。
5. 入射角∠i ──入射線及法線之間的角度。
6. 折射角∠r ──折射角及法線之間的角度。

　　光線折射的定律中，最基本的公式之一是Snell定律，這是由提出這個定律的人來命名。在一個已知折射率的介質，對折射線所造成的偏離是和入射角的正弦值（$\sin\theta_i$）成比率（而不是和入射角θ_i）。

Snell折射定律

　　折射率及入射角之間的關係等於第二介質的折射率及折射角之間的關係。更精確的說，不是角度本身的關係，而是入射角的正弦函數值建立了Snell的折射定律。

　　因此，第一介質的折射率及入射角正弦函數值的乘積等於第二介質的折射率和折射角正弦函數值的乘積。

$$\sin\theta_r = \frac{N_1 \sin\theta_i}{N_2}$$

入射角的正弦函數值 = $\sin\theta_i$
折射角的正弦函數值 = $\sin\theta_r$
第一介質的折射率 = N_1
第二介質的折射率 = N_2
$N_1\sin\theta_i = N_2\sin\theta_r$

例題：假設光射線在空氣中行進，折射率為1，進入折射率為1.5的玻璃中。如果光線
　　　以30°碰觸到玻璃表面，折射角為何？

入射角（θ_i）＝ 30°

第一介質空氣的折射率為（N_1）＝ 1

第二介質玻璃的折射率為（N_2）＝ 1.5

折射角 ＝ ？

$N_1 \sin\theta_i = N_2 \sin\theta_r$

$\sin\theta_r = \dfrac{N_1 \sin\theta_i}{N_2}$

$\sin 30° = 0.50$

$N_1 = 1$

$N_2 = 1.5$

$\sin\theta_r = \dfrac{N_1 \sin\theta_i}{N_2} = 1 \times \dfrac{0.5}{1.5} = 0.33$

$\theta_r = 19°$

鏡片毛胚的厚度

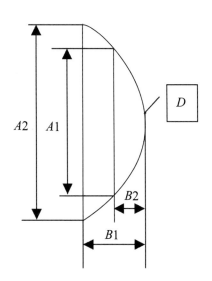

　　為了講求眼鏡的美觀，裝配者及配戴者會儘量要求眼鏡鏡片要薄，但是鏡片一旦薄之後，相對鏡片耐撞擊的程度就會隨之降低，安全方面的顧慮就會隨之產生。因此鏡片上面的參數，必須有最完美的結合，才能使鏡片產生最佳的效果。

　　在右圖中，鏡片表面的彎曲度同樣都是 D，鏡片直徑為 $A1$ 時，鏡片的弓形高為 $B1$；鏡片直徑為 $A2$ 時，鏡片的弓形高為 $B2$。由圖中可以明顯的看出，鏡片直徑越小，弓形高會越短；鏡片直徑越大，弓形高會越長。

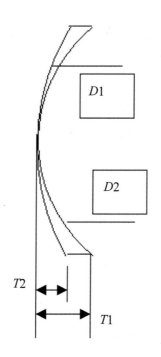

　　我們也可以由上圖中觀察到同樣的鏡片直徑，如果鏡片表面的彎度越彎，弓形高會越長；相對的，如果鏡片表面的彎度越平坦，弓形高會越短。

弓形高（sagitta，頂深，矢長）

$$r^2 = z^2 + h^2$$

$$z^2 = r^2 - h^2$$

$$z = \pm\sqrt{r^2 - h^2}$$

$$s = r - z$$

$$s = r \pm \sqrt{r^2 - h^2}$$

精確值 $s = r - \sqrt{r^2 - h^2}$

s：弓形高，頂深，矢長

r：曲率半徑

h：鏡片半徑

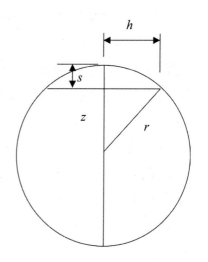

$$r^2 = (r - s)^2 + h^2$$

$$r^2 = h^2 + r^2 - 2rs + s^2$$

$$2rs = h^2$$

近似值公式 $s = \dfrac{h^2}{2r}$

例題：鏡片前表面屈光度為 + 13.00D，鏡片的直徑為42mm，鏡片的折射率為1.523，計算出弓形高？

1. 以精確公式計算 $s = r - \sqrt{r^2 - h^2}$

$$r = \frac{n - n}{F} = \frac{1.523 - 1}{13} = 0.0402\text{m}$$

$$h = 0.021\text{m}$$

$$s = r - \sqrt{r^2 - h^2} = 0.0402 - \sqrt{(0.0402)^2 - (0.021)^2}$$

$$= 0.0402 - \sqrt{0.00162 - 0.00044}$$

$$= 0.0402 - \sqrt{0.00118} = 0.0402 - 0.0343$$

$$= 0.0056\text{m} = 5.6\text{m}$$

2. 用近似值的公式 $s = \dfrac{h^2}{2r}$

$$s = \frac{h^2}{2r} = \frac{(0.021)^2}{2 \times 0.0402} = 0.00548\text{m} = 5.48\text{mm}$$

在計算高曲率的鏡片（像是隱形眼鏡）時，必須使用精確公式計算，因為相對到弓形高來說，曲率半徑 r 值並不小。

在計算光學鏡片的一個表面時，矢弦的長度（2h）則認為是寬。在相同矢弦長度的兩個鏡片，直徑較大的鏡片弓形高較短，直徑較小的鏡片弓形高較大。

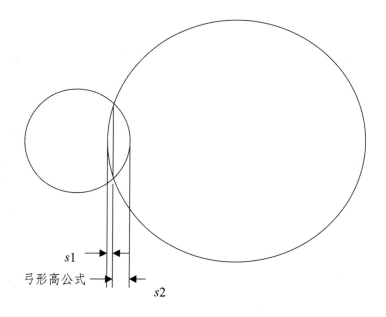

再配合使用曲率及鏡片表面屈光度之間的關係：

$$F = \frac{n-1}{r}$$

$$s = \frac{Fh^2}{2(n-1)}$$

$$F = \frac{2(n-1)s}{h^2}$$

在公式中，s 的距離是從弓弧到矢弦的距離，測量時往右邊測量時是正值，往左邊測量時是負值。

如果我們知道鏡片每一表面的弓形高、矢弦長度，以及鏡片材質的折射率，我們可以將兩個表面的度數以代數的方式相加，以此來計算出每一個鏡片表面的近似屈光強度。

例題：一個圓鏡片，弓形高 $s_1 = 4.8$mm，$s_2 = 2.8$mm，鏡片直徑為40mm，鏡片的折射率為1.50，求出鏡片的近似度數。

A：鏡片的前表面

$$F = \frac{2(n-1) \times s}{h^2}$$

$$= \frac{2 \times (1.50 - 1) \times 0.0048}{(0.02)^2} = +12.00D$$

鏡片的後表面

$$F = \frac{2(1-n) \times s}{h^2}$$

$$= \frac{2 \times (1 - 1.50) \times 0.0028}{(0.02)^2} = -7.00D$$

$$F_A = +12.00 - 7.00 = +5.00D$$

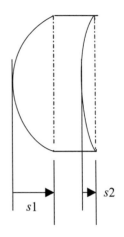

鏡片度數計算

$$F_1 = \frac{n' - n}{r_1}$$

F_1：鏡片前表面的度數

n'：第一介質的折射率

n ：第二介質的折射率

$$F_2 = \frac{n - n'}{r_2}$$

F_2：鏡片後表面的度數

n'：第一介質的折射率

n ：第二介質的折射率

如果鏡片很薄，則公式成

$$F = F_1 + F_2$$

但是，如果考慮到鏡片厚度，則公式會成為

$$F_e = F_1 + F_2 - \frac{t}{n} \times F_1^2$$

F_e：鏡片度數

F_1：前表面度數

F_2：後表面度數

t　：鏡片厚度，以m為單位

n　：鏡片材料的折射率

計算中心厚度邊緣厚度

$t_c = s_1 + t_p - s_2$

$t_c - t_p = s_1 - s_2$

t_c 為鏡片的中心厚度

t_p 為鏡片的邊緣厚度

s_1 及 s_2 分別代表鏡片兩面的弓形高

要記得由弓形測量到矢弦是從左邊測量到右邊，則 s 是一負值。

$s = \dfrac{Fh^2}{2(n-1)}$

$t_c - t_p = \dfrac{F_1 \times h^2}{2 \times (n-1)} - \dfrac{F_2 \times h^2}{2 \times (1-n)} = \dfrac{F_1 \times h^2}{2 \times (n-1)} + \dfrac{F_2 \times h^2}{2 \times (n-1)} = \dfrac{(F_1+F_2)h^2}{2 \times (n-1)}$

由於 $F_1 + F_2$ 等於近似的度數 F_A，因此

$$t_c - t_p = \dfrac{F_A \times h^2}{2 \times (n-1)}$$

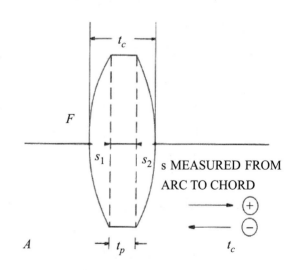

s MEASURED FROM ARC TO CHORD

上圖中，s 為弓形到矢弦的距離，如果弓形到矢弦是由左往右，是正值；如果是由右往左，s 是負值。

例題：一個圓形鏡片，鏡片屈光度為 + 1.00D，鏡片折射率為 1.523。這一個鏡片邊緣厚度和中心後度相差多少？

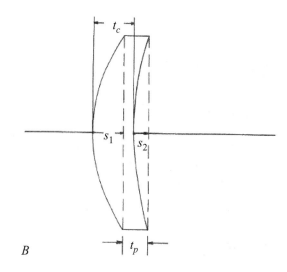

$$t_c - t_p = \frac{F_A \times h^2}{2 \times (n-1)}$$

$$= \frac{+1.00 \times (0.025)^2}{2 \times 0.523}$$

$$= 0.0005975m \approx 0.6mm$$

　　根據這個結果，我們可以做出下列的結論；每一個屈光強度，使用50mm直徑的鏡片時，中心厚度和邊緣厚度會相差大約0.6mm。

使用精確的弓形高公式

　　如果 s 和 r 比較時，s 是相對的大，就像是討論高曲率的鏡片表面。使用近似值弓形高的公式

$$s = \frac{Fh^2}{2(n-1)}$$

所提供的數據會明顯的比實際的數據還少。在這種案例，公式中弓形高的 $s1$ 及 $s2$ 必須使用精確的公式代入

$$s = r - \sqrt{r^2 - h^2}$$

下面使用一個例子做說明。

例題：一個鏡片又有下列參數：鏡片表面 $F_1 = +12.00D$，$F_2 = +6.00D$，$n = 1.523$，邊緣厚度 $t_p = 1.0mm$，鏡片直徑 $= 60mm$，分別使用精確的弓形高公式及近似值的弓形高公式求出鏡片的中心厚度t_c？

近似值弓形高公式

$$s_1 = \frac{Fh^2}{2(n-1)} = \frac{+12 \times (0.03)^2}{2 \times (1.523-1)} = \frac{+12 \times (0.00009)}{1.046} = 0.0103 = 10.3mm$$

$$s_2 = \frac{Fh^2}{2(n-1)} = \frac{-6 \times (0.03)^2}{2 \times (1-1.523)} = \frac{-6 \times (0.00009)}{-1.046} = 0.0516 = 5.16mm$$

$$tc - tp = s_1 - s_2$$

$$tc = 10.3 - 5.16 + 1.0 = 6.14mm$$

精確弓形高公式

$$s_1 = r - \sqrt{r^2 - h^2} = \frac{1.523 - 1}{12} \sqrt{\left(\frac{1.523 - 1}{12}\right)^2 - (0.03)^2}$$

$$= \frac{0.523}{12} \sqrt{\left(\frac{0.523}{12}\right)^2 - (0.0009)}$$

$$= 0.0436 - \sqrt{0.001899 - 0.0009}$$

$$= 0.0436 - \sqrt{0.001} = 0.436 - 0.03162$$

$$= 0.01198m = 11.98mm$$

$$s_2 = r - \sqrt{r^2 - h^2} = \frac{1 - 1.523}{-6} \sqrt{\left(\frac{1 - 1.523}{-6}\right)^2 - (0.03)^2}$$

$$= \frac{-0.523}{-6} \sqrt{\left(\frac{-0.523}{-6}\right)^2 - (0.0009)}$$

$$= 0.0872 - \sqrt{0.007598 - 0.0009}$$

$$= 0.0872 - \sqrt{0.0067}$$

$$= 0.0872 - 0.08185$$

$$= 0.00535m = 5.35mm$$

$$t_c - t_p = s_1 - s_2$$

$$t_c = 11.98 - 5.35 + 1.0 = 7.63mm$$

例題：一個鏡片又有下列參數：鏡片表面 $F_1 = +10.00D$，$F_2 = -6.00D$，$n = 1.523$，邊緣厚度 $t_p = 1.5mm$，鏡片直徑 $= 44mm$，用精確的弓形高公式求出鏡片的中心厚度 t_c？

精確弓形高公式

$$s_1 = r - \sqrt{r^2 - h^2} = \frac{1.523 - 1}{12} \sqrt{\left(\frac{1.523 - 1}{12}\right)^2 - (0.022)^2}$$

$$= \frac{0.523}{12} \sqrt{\left(\frac{0.523}{12}\right)^2 - (0.000484)}$$

$$= 0.0523 - \sqrt{0.00274 - 0.000484}$$

$$= 0.0523 - \sqrt{0.002256}$$

$$= 0.0523 - 0.0475$$

$$= 0.0048m = 4.8mm$$

$$s_2 = r - \sqrt{r^2 - h^2} = \frac{1 - 1.523}{-6} \sqrt{\left(\frac{1 - 1.523}{-6}\right)^2 - (0.022)^2}$$

$$= \frac{-0.523}{-6} \sqrt{\left(\frac{-0.523}{-6}\right)^2 - (0.000484)}$$

$$= 0.0872 - \sqrt{0.00760 - 0.000484}$$

$$= 0.0872 - \sqrt{0.007116}$$

$$= 0.0872 - 0.08436$$

$$= 0.00264m = 2.64mm$$

$$t_c - t_p = s_1 - s_2$$

$$t_c = 4.8 - 2.64 + 1.5 = 3.6mm$$

在球面散光鏡片各個徑線的屈光度

鏡片是以不同的型式製作。在相同的度數有很多種型式可供選擇，而且必須有很多不同的度數來滿足我們所需要的矯正處方。

透鏡的種類：

1. 柱面透鏡：由兩柱面相交而成，能將平行光線折射後，會聚成一直線。
2. 球面透鏡：由兩球面相交而成，能將平行光線折射後，會聚成一點。
   (1)凸透鏡（Convex Lens）——中心部分之厚度比周緣為厚。
   (2)凹透鏡（Concave Lens）——中心部分之厚度比周緣為薄。

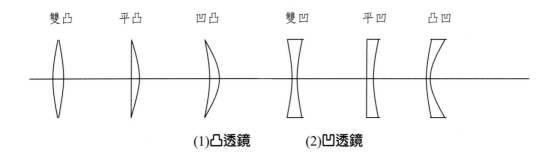

一個鏡片象徵性的度數，是前表面及後表面的總和。如果兩面都是球面（在所有徑線的度數都相同），我們指出這種鏡片是球面。

如果鏡片上其中一個表面（不論是前表面或是後表面），是由兩個不同的基弧組合而成，這種表面稱為散光鏡片（toric）。基弧最平的徑線及基弧最彎的徑線（兩個相隔90°），這兩條分別稱為主徑線（principal meridian）。散光表面上的度數，在兩個主徑線之間會由最少變化到最多。

執行時會出現很多種狀況，這需要特定徑線屈光度方面的知識，通常是在垂直方向（90°）或水平方向（180°）。

球面度數的鏡片不會引起問題，但在散光度數的鏡片時，在不同的徑線會形成不同的度數。

這裡提出一個計算方法，可以找出一個已知處方中任一徑線的度數。

一個球面鏡片和在一個徑線結合單性散光度數：

例題：O.D. + 1.00 + 0.50×90

　　這是一個 + 1.00D球面度數的鏡片
　　（在所有徑線都是具有 + 1.00D），
　　另外再結合一個軸度在90°方向的
　　+ 0.50D單性散光。

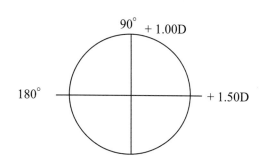

　　在光學十字上，我們顯示出在主徑線上
實際的度數。

　　其步驟如下：

1. 將球面度數（ + 1.00D）放在散光軸度的徑線上（90°）。
2. 將球面度數及散光度數（ + 1.00D及 + 0.50D）加起來，並將它放到另一個主徑線
　　上（180°）。
3. 在90°及180°之間任何徑線上面的度數，可以用下列公式計算

$$F_p = F_S + F_c \sin^2\theta$$

F_S：球面度數
F_c：散光度數
θ　：散光角度
F_p：θ 角的散光成分

鏡片度數

　　球面（sphrical，縮寫成sph）：當一平行光通過一個透鏡之後，（不論是凹透鏡
或凸透鏡）光線能夠聚焦在一點的話，就稱為球面鏡片。

　　透鏡分為兩大類，一是會聚透鏡（也稱凸透鏡（convex）或正透鏡），一是發散
透鏡（也稱凹透鏡（concave）或負透鏡）。正透鏡中央部分比較厚，邊緣部分比較

薄，這會使入射的平行光會聚在主軸上的一點（主軸principle axis為通過透鏡中心的軸），形成會聚的光線。由於平行光到達鏡片之後，會在鏡片後面聚焦，因此對一會聚透鏡取正焦距。而負透鏡中央部分比較薄，邊緣部分比較厚，這會使得入射光遠離主軸，形成發散的光線。對負透鏡而言，發散光不會在鏡片後面聚焦，反而在鏡片前面形成一個虛焦點（virtual focus），因此焦距取負。焦距（focal length）為透鏡中心至平行光會聚處的距離，焦距的單位為公尺。中心點（optical center）為主軸通過透鏡的位置，而我們假設光線是從這一點發出。

　　透鏡的強度是以屈光度為單位，（D, diopter, dioptre）。它是焦距的倒數。其公式如下：

$$D = \frac{1}{f}$$

D：為屈光度，單位為D

f：為焦距，單位為公尺m

　　透過驗度儀測試鏡片度數時，可以看到長軸和短軸出現同樣清楚的現象。這時度數顯示窗口所顯示的度數，就是鏡片的度數。

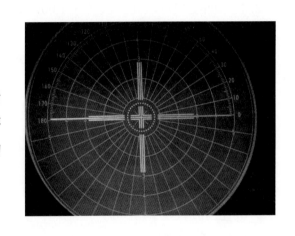

散　光

　　散光（cylinder，縮寫成cyl）：如果光線通過一個透鏡之後沒有聚焦在一點，而是形成前後兩個焦線，這種鏡片稱為散光鏡片。散光鏡片當中，會有一個徑線的度數比較強，以及一個徑線度數比較弱的兩個主徑線。兩個主徑線相隔90°。

　　在測量一個鏡片的度數時，分別量出一個鏡片當中的最高度數及最低度數。如果要以度數比較多的徑線作軸度時，直接將度數比較多那一邊的度數寫下來，中間空一格，再將角度寫到最後面。接著，直接將度數最多的減去度數最少的一個徑線，兩者的差就是散光度數。如果是用度數比較多的做軸度時，散光度數則採用負號。如果要以度數比較少的徑線作軸度時，直接將度數比較少那一邊的度數寫下來，中間空一

格，再將角度寫到最後面。接著，直接將度數最多的減去度數最少的一個徑線，這就是散光度數。如果是用度數比較少的做軸度時，散光度數則採用正號。

　　驗度儀上可以量出在主徑線上的最強度數及最低度數，如果要求出兩個主徑線以外的度數，我們必須用下列的公式計算來求得：

$$F_p = F_c \sin^2\theta$$

F_c：散光度數

θ　：和軸度相差的角度

F_p：和軸度相差 θ 角的散光成分

　　一個 + 1.00D×180的鏡片，根據公式計算結果，各個角度所形成的度數曲線如下：

和軸度偏離的角度	形成的屈光度
0°	0D
30°	0.25D
45°	0.50D
60°	0.75D
90°	1.00D

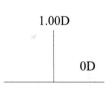

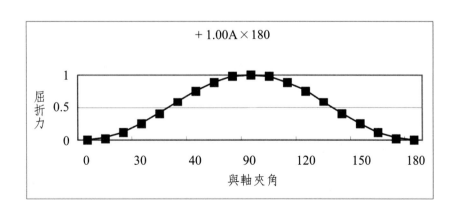

如果鏡片是由球面度數及散光度數所組合而成，可以再延伸成為下列公式：

$$F_p = F_S + F_c \sin^2\theta$$

F_S：球面度數

F_c：散光度數

θ ：為要求出的徑線和主徑線之間的夾角

F_p：為要求出的徑線實際的散光成分

現在舉一個例子，有一鏡片其度數為 + 2.00−1.00×180，在和軸度偏離的每一個方向會形成如下圖的曲線：

角度 α	Lens1	角度 α	Lens1
0	2	90	1
30	1.75	120	1.25
45	1.5	135	1.5
60	1.25	150	1.75

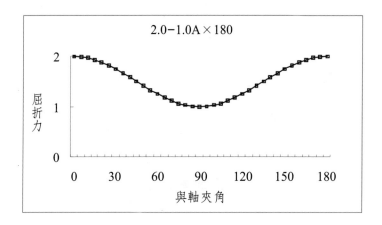

$\tan2\theta = \dfrac{C_1\sin2\theta_1 + C_2\sin2\theta_2}{C_1\cos2\theta_1 + C_2\cos2\theta_2}$	第一片鏡片度數　S_1　C_1　Ax　θ_1
$C = \dfrac{C_1\sin2\theta_1 + C_2\sin2\theta_2}{\sin2\theta}$	第二片鏡片度數　S_2　C_2　Ax　θ_2
$S = S_1 + S_2 + \dfrac{C_1 + C_2 - C}{2}$	合成的度數　S　C　Ax　θ

如果以相同的角度重疊在一起，新的合成度數就是兩片的度數相加，其形成的曲線變化如同下圖所畫：

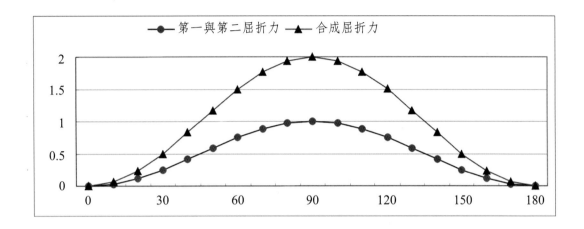

A	第一與二面屈折力	合成屈折力
0	0	0
30	0.25	0.5
60	0.75	1.5
90	1	2
120	0.75	1.5
150	0.25	0.5
180	0	0

如果兩個鏡片角度相差45°的重疊在一起時，其曲線會如同下頁的圖。

假設有兩個鏡片，一個是 + 1.00×180，一個是 + 1.00×135，兩個鏡片重疊之後，新的處方為 + 1.71−1.40×68。

散光角度	第一片鏡片的度數	第二片鏡片的度數	合成的度數
30	0.933013	0.25	1.183013
60	0.933013	0.75	1.683013
90	0.5	1	1.5
120	0.066987	0.75	0.816987
150	0.066987	0.25	0.316987
180	0.5	0	0.5

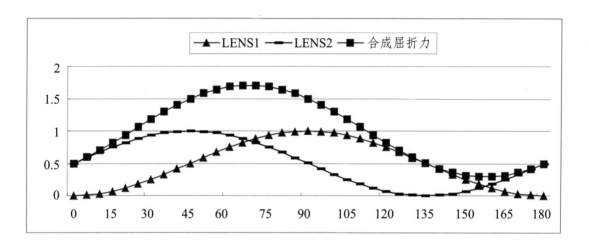

如果兩個鏡片角度相差90°的重疊在一起時，它會形成一個新的球面度數，其曲線會如同下頁的圖：＋1.00的散光鏡片角度成90°的放在一起時，所造成的散光度數變化。圓點線條是由兩片度數所產生的合成的散光度數等於S＋1.00。

散光角度	第一片鏡片的度數	第二片鏡片的度數	合成的度數
30	0.75	0.25	1
60	0.25	0.75	1
90	1.5E−32	1	1
120	0.25	0.75	1
150	0.75	0.25	1
180	1	0	1

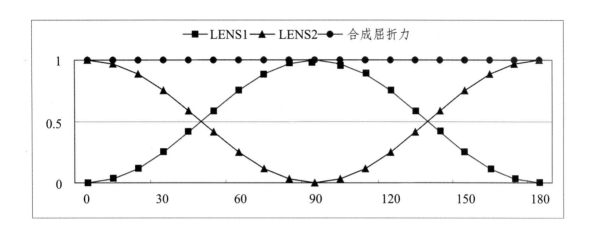

如果散光的矯正度數，是以負軸的方式記錄，散光的角度是在180°或是在它前後的30°～150°之間，我們稱這種散光型態為規則散光（with the rule）；如果角度是在90°或是在它前後的60°～120°之間，我們稱這種散光型態為逆規則散光（against the rule）；如果散光的角度是在45°或是在30°～60°及120°～150°之間，這種散光型態稱為斜散光（oblique）。

軸 度

軸度（axis）：對散光度數而言，由於鏡片上每一個方向聚焦的位置不同，因此散光度數必須正確的對正在一個方向。前面所談到，如果散光度數或散光軸度沒有在正確的方向，矯正鏡片會因此產生一個新的處方，而無法達到矯正效果。這一因為散光度數或散光軸度不正確所引起的新度數稱為殘餘亂視（residuse astigmatism）。其計算公式如下：

$\tan 2\theta = \dfrac{C_1 \sin 2\theta_1 - C_2 \sin 2\theta_2}{C_1 \cos 2\theta_1 - C_2 \cos 2\theta_2}$	完全矯正度數 　S_1　C_1　Ax　θ_1
$C = \dfrac{C_1 \sin 2\theta_1 - C_2 \sin 2\theta_2}{\sin 2\theta}$	眼鏡度數 　S_2　C_2　Ax　θ_2
$S = S_1 - S_2 + \dfrac{C_1 + C_2 - C}{2}$	殘餘亂視 　S　C　Ax　θ

假設一鏡片度數為−1.00×180，將它和＋1.00×180重疊在一起時兩個鏡片會完全中和，而產生下列曲線：

＋1.00×180鏡片軸度	−1.00×180鏡片軸度	＋1.00×180鏡片軸度 屈光異常	−1.00×180鏡片軸度 矯正度數	結果
0	0	0	0	0
30	30	0.25	−0.25	0
60	60	0.75	−0.75	0
90	90	1	−1	0
120	120	0.75	−0.75	0
150	150	0.25	−0.25	0
180	180	0	0	0

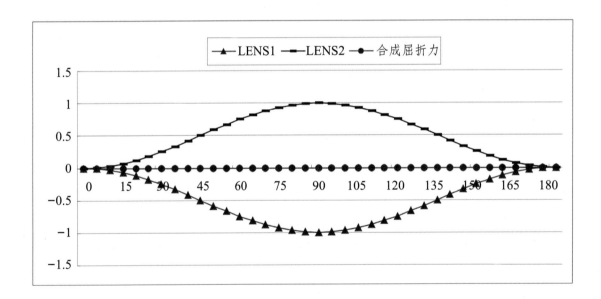

散光度數為L1：−1.00 Ax180 而圓柱透鏡之處方為L2：＋1.00 Ax10時，會產生下列曲線：

完全矯正的軸度	鏡片矯正的軸度	屈光異常	矯正度數	矯正結果
0	10	0	−0.030154	−0.030154
30	40	0.25	−0.413176	−0.163176
60	70	0.75	−0.883022	−0.133022
90	100	1	−0.969846	0.030154
120	130	0.75	−0.586824	0.163176
150	160	0.25	−0.116978	0.133022
180	190	0	−0.030154	−0.030154

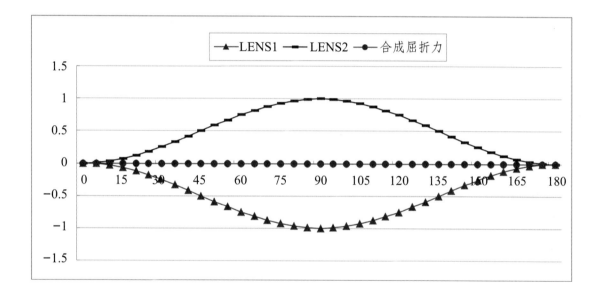

記錄散光度數時，在球面散光的處方當中，要將散光型態從負度數轉換成正度數的型態，其步驟如下：

1. 將球面及散光的成分以算數的方式相加，以這新的總和作為球面度數。

2. 改變散光度數的符號。

3. 將散光軸度加上90°（如果原先度數小於90°）或減90°（如果原先度數大於90°）。

PD

　　PD（pupil distance）：這應代表一副眼鏡當中，一眼的光學中心到另一眼的光學中心，兩者之間的距離。在光學矯正中，如果光學中心沒有和視線一致，鏡片就會誘發產生一個稜鏡作用。以負度數而言，如果光學中心的距離比瞳孔的距離短，會產生一基底朝外（base out, BO）的作用；如果光學中心的距離比瞳孔的距離長，會產生一基底朝內（base in, BI）的作用；如果視線通過光學中心的上方，會誘發一基底向上（base up, BU）的作用；如果視線通過光學中心的下方，會誘發一基底向下（base down, BD）的作用。相反的，如果是一個正度數，產生的稜鏡效果基底方向完全相反。產生的稜鏡量和鏡片度數和視線通過鏡片的位置離開光學中心的距離有關。其公式如下：

$$P = D \times h \cdots\cdots（\text{Prentice公式}）$$

P：為形成的稜鏡度數，單位為 $\triangle$

D：為屈光度，單位為D

h：為視線到光學中心的距離，單位為公分cm

鏡片度數、影像的距離及倍率

　　光學鏡片會產生影像，而我們必須知道影像的大小及物體大小之間的關係。這個相互關係稱為倍率（magnification）。

　　影像實際的距離（從鏡片）依鏡片的度數（焦距）及物體到鏡片的距離而定。

　　這三個變數之間的關係可以用下列公式表示：

$$\frac{1}{f} = \frac{1}{p} + \frac{1}{q}$$

f：為鏡片的焦距

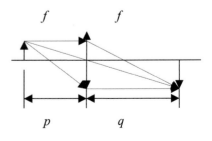

p：為物體到鏡片的距離

q：為物體的成像距離

以上三個變數必須使用同一種單位公尺測量。

就像在其他光學方面的計算公式一樣，在演算過程有幾項規則必須遵守：

1. 入射光的行進方向是從左到右。

2. 在凸透鏡時，f為正值，在凹透鏡時，f為負值。

3. 物體位在透鏡左邊為正值，如果物體位在透鏡右邊為負值。

4. 在透鏡右邊成像為正值，在透鏡左邊成像為負值。

5. 如果成像的距離（q）為正值（＋），則產生的影像為實像；如果成像的距離（q）為負值（－），則產生的影像為虛像。

6. 如果是會聚的鏡片，焦距（f）為正值（＋）；如果是發散鏡片，焦距（f）為負值（－）。

例題：一個物體位在＋5D的鏡片（焦距為0.20m）前方2m處，會在那裡成像？

$$\frac{1}{f} = \frac{1}{p} + \frac{1}{q}$$

$$\frac{1}{0.2} = \frac{1}{2} + \frac{1}{q}$$

$$\frac{1}{q} = \frac{1}{f} - \frac{1}{p}$$

$$\frac{1}{q} = \frac{1}{0.2} - \frac{1}{2} = \frac{10}{2} - \frac{1}{2} = \frac{9}{2}$$

$$q = 0.22m$$

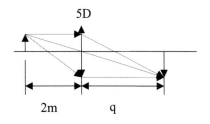

物體實際的大小及成像的大小之間的關係，是以倍率來表示。如果通過鏡片後，產生的影像比原來的物體大，則這是放大的現象。我們可以用下列比值來表示倍率：

$$倍率 = \frac{影像}{物體} \quad 或 \quad M = \frac{I}{O}$$

我們也可以用比較成像距離（q）及物體到鏡片的距離（p），來表示同樣一個比值。

$$Mag = \frac{q}{p}$$

如果我們知道影像距離及物體距離，或是我們知道影像大小及物體大小，也可以計算出倍率。

在上面一個例子，物體的距離為2m，成像距離為0.22m，則

$$Mag = \frac{q}{p} = \frac{0.22}{2} = 0.11 \quad （以0.11×表示）$$

這表示影像大約為物體的1/10。

例題：一個物體位在凸透鏡前方10cm處，並且在鏡片後方40cm處產生影像。鏡片的焦距為何及其倍率為何？

$$\frac{1}{f} = \frac{1}{p} + \frac{1}{q}$$
$$\frac{1}{f} = \frac{1}{10} + \frac{1}{40}$$
$$\frac{1}{f} = \frac{-4}{40} + \frac{1}{40}$$
$$\frac{1}{f} = \frac{5}{40}$$
$$5f = 40$$
$$f = 8\text{cm} \quad 或 \quad 0.08\text{m} \quad 及 \quad 12.5\text{D}$$
$$Mag = \frac{q}{p} = \frac{40}{10} = 4X$$

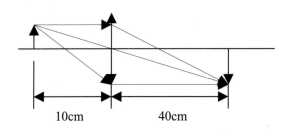

10cm   40cm

鏡片的公式

光學鏡片會產生影像，讓我們應用來矯正像是近視及遠視的視力異常。

聚合（converge，會聚）（正度數）的鏡片，會使光射線聚焦產生實像，這種鏡片是用來矯正遠視屈光異常。

發散（diverge，開散）（負度數）的鏡片，會產生虛像，這種鏡片是用來矯正近視屈光異常。

為了預測影像會在那裡產生，我們可以使用薄透鏡公式來計算，我們可以利用鏡片材料的折射率，鏡片每一邊的曲率來定義折射及焦距。

薄透鏡公式

$$\frac{1}{f} = (n-1)\left(\frac{1}{r_1} + \frac{1}{r_2}\right)$$

f：鏡片的焦距

n：鏡片材質的折射率

r_1：鏡片前表面的曲率半徑

r_2：鏡片後表面的曲率半徑

注意：曲率半徑的單位是公尺，鏡片的表面如果是凸表面取正（＋）值，如果是凹表面取負（－）值，平光（平面）的曲率半徑為零。

例1：找出玻璃鏡片（$N = 1.6$），前表面的曲率半徑（r_1）為0.87m，而凹狀的後表面的曲率半徑（r_2）為0.13m。

$$\frac{1}{f} = (n-1) \times \left(\frac{1}{r_1} + \frac{1}{r_2}\right)$$

$$\frac{1}{f} = (1.6-1) \times \left(\frac{1}{0.87} + \frac{1}{-0.13}\right)$$

$$\frac{1}{f} = (0.6) \times (11.495 - 7.66)$$

$$\frac{1}{f} = (0.6) \times (3.838)$$

$$\frac{1}{f} = 2.301$$

$$f = 0.43m$$

注意：使用薄透鏡公式時，鏡片不可以太厚，通常不可以超過4mm。

執業視光人員使用的單位通常是屈光度（D, Diopter），不是使用焦距。現在將這點運用到我們屈光度的公式（$\frac{1}{f}=D$），上一個例子就成為

$$\frac{1}{0.43}\text{ mm} = +2.3D$$

在薄透鏡公式，必須有將屈光度替換到程式右邊的觀念。

$$\frac{1}{f} = (n-1)\left(\frac{1}{r_1}+\frac{1}{r_2}\right) \quad \text{因此}$$

$$+2.3 = (n-1)\left(\frac{1}{r_1}+\frac{1}{r_2}\right)$$

屈光度和鏡片的折射率及曲率半徑之間的關係為

$$F=\frac{n-1}{r}$$

或是我們可以將它簡化成為

$$\frac{1}{f}=D_1+D_2$$

D_1 為鏡片前表面的度數，而 D_2 為鏡片後表面的度數。

例2：如果鏡片前表面的度數為 +6.50D，後表面的度數為 −4.50D，焦距及總度數為何？

$$\frac{1}{f} = +6.50-4.50$$

$$\frac{1}{f} = +2.00$$

$$f = 0.50\text{m}$$

厚鏡片公式

在高度數鏡片時，我們在計算鏡片度數時不可以將厚度忽略。如果鏡片的厚度大於3至4mm以上，我們必須使用下列的公式：

$$FT = F_1 + F_2 + \left(\frac{T}{N}\right) \times F_1^2$$

FT：總屈光度
F_1：鏡片前表面的屈光度
F_2：鏡片後表面的屈光度
T　：鏡片厚度以公尺為單位
N　：鏡片材質的折射率

例題：一個鏡片厚度為7mm（0.007m），鏡片前表面的屈光度為 + 12.00D，鏡片後表面的屈光度為−2.00D。如果鏡片為冕玻璃（1.523），總度數為何？

$$FT = F_1 + F_2 + \left(\frac{T}{N}\right) \times F_1^2$$
$$FT = F_1 + F_2 + \left(\frac{T}{N}\right) \times F_1^2$$
$$FT = +12 + (-2) + \left(\frac{0.007}{1.523}\right) \times 144$$
$$DT = +10 + (0.0046144)$$
$$= +10 + 0.66$$
$$= +10.66D$$

後頂點、後頂點度數計算

1. 將鏡片的後表面放在驗度儀的置鏡臺上（前表面對著接目鏡方向），所測得的屈

光度稱為後頂點屈光度（back vertex power）。

2. 將鏡片的前表面放在驗度儀的置鏡臺上（後表面對著接目鏡方向），所測得的屈
   光度稱為前頂點屈光度（front vertex power）。

$$F_v = \frac{n' - n}{r_1}$$

後頂點度數： $F'_v = \dfrac{F_1}{1 - \dfrac{t}{n} \times F_1} + F_2$

F_1：前表面屈光度

F_2：後表面屈光度

t　：鏡片厚度，單位為m

n　：介質的折射率

F_v：後頂點屈光度

前頂點度數：

$$F_v = F_1 + \dfrac{F_2}{1 - \dfrac{t}{n} \times F_2}$$

F_1：前表面屈光度

F_2：後表面屈光度

t　：鏡片厚度，單位為m

n　：介質的折射率

F_v：前頂點屈光度

例題：一個PMMA的鏡片，前表面的曲率半徑為 + 50.00，後表面的曲率半徑
　　　為−40.00，鏡片厚度為0.32mm（0.0032m）PMMA折射率為1.49。

　　　計算後頂點屈光度：

$$F'_v = \dfrac{F_1}{1 - \dfrac{t}{n} \times F_1} + F_2 = \dfrac{50}{1 - \dfrac{0.0032}{1.49} \times 50} + (-40.00) = 10.54D$$

如果更換為1.439折射率的鏡片時，計算後頂點屈光度：

$$F'_v = \frac{F_1}{1 - \dfrac{t}{n} \times F_1} + F_2 = \frac{50}{1 - \dfrac{0.0032}{1.439} \times 50} + (-40.00) = 10.56\text{D}$$

頂點距離改變時鏡片的有效度數

鏡片上的度數，是以鏡片在空間上的位置，到眼睛表面的距離來設計。由鏡片後表面到眼睛前表面之間的距離稱為頂點距離。

傳統上，計算時將頂點距離設定為13mm。實際上，我們發現到頂點距離出現6mm到20mm，或甚至於更多的變化。這包含在執行屈光檢查或視力分析時的距離變化。

只要眼鏡沒有保持在正確的距離，鏡片就不會產生我們所預期需要的有效度數。

如果鏡片是低度數，可以不考慮這個作用，但是，如果鏡片度數增加，頂點距離上的變化，就會直接影響到處方。

由於頂點距離變化所產生的度數變化，需要以下列公式計算：

$$Fe = \frac{D}{1 \pm dD}$$

Fe：鏡片的有效度數

D ：準確的頂點度數

d ：鏡片移動的距離（以公尺為單位），在公式中，頂點距離減少時使用（＋），當頂點距離增加或鏡片移離開眼睛時使用（－）。

例1：D（標準頂點距離所需要的度數）＝＋10.00D，d＝鏡片比標準更離開眼睛5m/m（或0.005m），找出鏡片的有效度數。

$$Fe = \frac{D}{1 \pm dD}$$

$$= \frac{+10.00}{1 - (0.005 \times 10.00)}$$
$$= \frac{+10.00}{0.95}$$
$$= +10.53D$$
$$\approx +10.50D$$
$$= +10.53D$$
$$\approx +10.50D$$

球面散光鏡片頂點距離變化時，必須分別考慮到每一個主徑線上面的度數變化。

1. 在正度數時
   如果頂點距離增加，鏡片的有效度數也會增加。
   如果頂點距離減少，鏡片的有效度數也會減少。
2. 在負度數時
   如果頂點距離增加，鏡片的有效度數會減少。
   如果頂點距離減少，鏡片的有效度數會增加。

例2：屈光未矯正的近視案例，調節遠點位在角膜前面26.5cm。如果矯正鏡片位在角膜
　　前面15mm，需要配戴幾度？

　　解：$f' = 0.265 - 0.015 = 0.25$mm

$$F = \frac{1}{-0.25} = -4.00D$$

例3：屈光未矯正的遠視案例，調節遠點位在角膜後面18.5cm。如果矯正鏡片位在角膜
　　前面15mm，需要配戴幾度？

　　解：$f' = 0.185 + 0.015 = +0.20$mm

$$F = \frac{1}{+0.20} = +5.00D$$

近視的遠點在眼前有限的距離

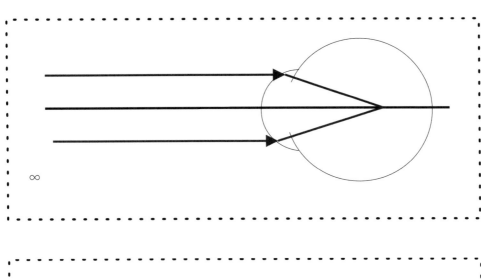

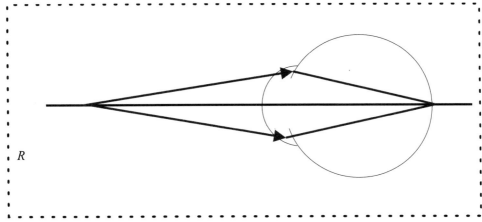

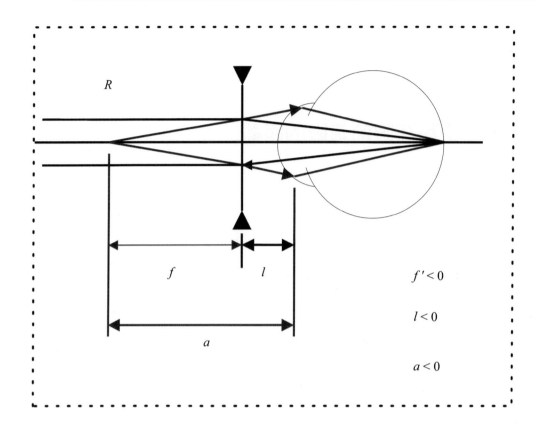

遠視的遠點在眼後有限的距離

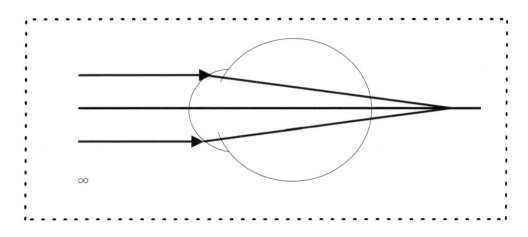

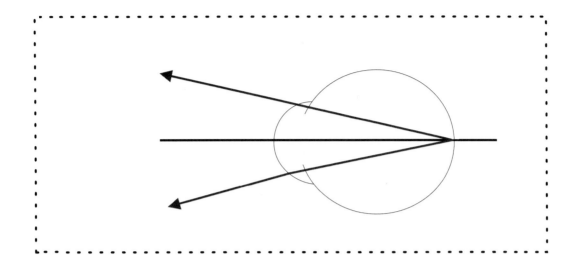

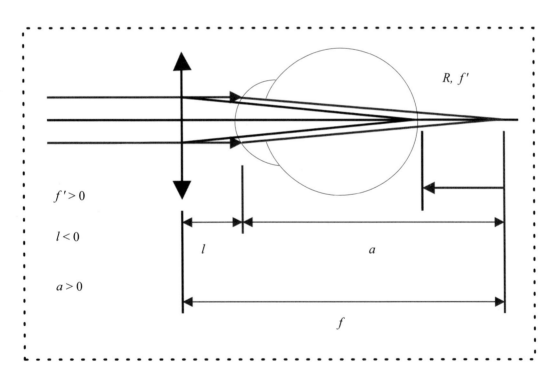

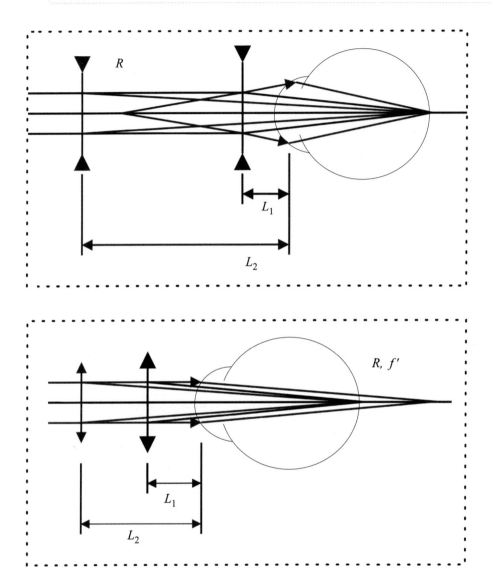

$$A_2 = \frac{A_1}{1 - (l_2 - l_1) \times A_1}$$

A_2：頂點距離由 l_1 變化成 l_2 時，屈光度的變化

A_1：原先在 l_1 位置時，配戴的度數

例1：用自覺式驗光機驗光頂點距離為10mm，檢查結果為−8D，配戴眼鏡時頂點距離為15mm，必須配戴多少？

解：$A_2 = \dfrac{A_1}{1-(l_2-l_1) \times A_1}$

$= \dfrac{-8.00}{1-[(-0.015)-(-.01)] \times (-8.00)} = \dfrac{-8.0}{0.96} = -8.33D$

即表示在頂點距離為10mm配戴−8.00D的鏡片時，當頂點距離變化到15mm時，必須配戴−8.33D。

例2：用自覺式驗光機驗光頂點距離為10mm時，檢查結果為 + 8D，配戴眼鏡時頂點距離為15mm，必須配戴幾度？

解：$A_2 = \dfrac{A_1}{1-(l_2-l_1) \times A_1}$

$= \dfrac{+8.00}{1-[(-0.015)-(-.01)] \times (+8.00)} = \dfrac{+8.0}{1.04} = +7.96D$

即表示在頂點距離為10mm配戴 + 8.00D的鏡片時，當頂點距離由10mm變化到15mm時，必須配戴 + 7.69D。

頂點距離度數變化

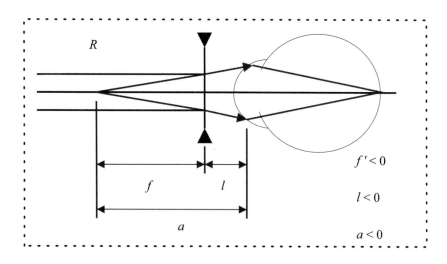

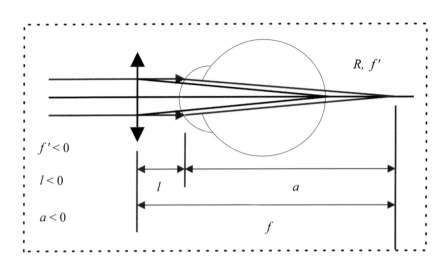

$$D' = \frac{1}{f'} = \frac{1}{a-l} = \frac{1}{\dfrac{1}{A} - l} = \frac{A}{1 - l \times A}$$

$D', \dfrac{1}{f'}$：眼睛的屈光度

a：遠點距離

L：頂點距離

A：眼睛的遠點屈光度

例1：假設一個人的調節遠點在眼前50cm，配戴的眼鏡頂點距離為12mm，使用眼鏡時完全矯正需作下列變化：

解：$A = \dfrac{1}{-0.50} = -2.0D$

　　$l = 0.012\text{m}$

　　$D' = \dfrac{A}{1 - l \times A} = \dfrac{-2.0}{1 - (-0.012) \times (-2.0)} = \dfrac{-2.0}{0.976} = -2.05D$

遠點在眼睛前面50cm的人，在配戴頂點距離為12mm的眼鏡時，需要配戴−2.05D。

例2：假設一個人，未矯正的近視調節遠點位在角膜前26.2cm，如果要配戴頂點距離為 12mm的眼鏡，度數必須作怎樣的變化？如果要配戴頂點距離為10mm的眼鏡， 度數必須作怎樣的變化？

解：(1)矯正鏡片是位在角膜前方15mm，所以遠點距離必須作修飾；

$$f' = -(0.262m - 0.012m) = -0.25m$$

$$F = \frac{1}{-0.25} = -4.00D$$

(2)矯正鏡片是位在角膜前方10mm，所以遠點距離必須作修飾；

$$f' = -(0.265m - 0.010m) = -0.255m$$

$$F = \frac{1}{-0.255} = -3.92D$$

例3：假設一個人的調節遠點在眼後25cm，所配戴的眼鏡頂點距離為15mm，使用眼鏡 時完全矯正需作下列變化：

$$A = \frac{1}{0.25} = +4.0D$$

$$l = -0.015m$$

$$D' = \frac{+4.0}{1 - [(-0.015) \times (+4.0)]} = \frac{+4.0}{+1.06} = +3.77D$$

遠點在眼睛後面25cm，配戴頂點距離為15mm度數為 + 4.00D的患者，需要配戴 + 3.77D。

例4：假設一個人遠視未矯正，調節遠點位在角膜後面18.5cm，如果配戴頂點距離為 15mm的眼鏡時，度數必須如何變化？配戴頂點距離為20mm的眼鏡時，度數必 須如何變化？

解：(1)矯正鏡片是位在角膜前方15mm，所以遠點距離必須作修飾；

$$f' = -0.185m + 0.015m = 0.20m$$

$$F = \frac{1}{0.20} = +5.00D$$

(2)矯正鏡片是位在角膜前方20mm，所以遠點距離必須作修飾；

$$f' = 0.185m + 0.020m = 0.205m$$

$$F = \frac{1}{0.205} = +4.88D$$

就像頂點距離變化公式

$$D' = \frac{A}{1 - l \times A}$$

$$= \frac{+5.00}{1 - (-0.005)(+5.00)} = +4.88D$$

頂點距離計算公式

當頂點距離減少時　$F_{el} = \dfrac{F}{1 + d \times F}$

當頂點距離增加時　$F_{el} = \dfrac{F}{1 - d \times F}$

當頂點距離減少時　$F_{cp} = \dfrac{F}{1 - d \times F}$

當頂點距離增加時　$F_{cp} = \dfrac{F}{1 + d \times F}$

F_{ef}：鏡片的有效度數

F_{cp}：鏡片的補償度數

F：鏡片的度數

d：頂點距離的變化，單位為公尺

眼鏡及隱形度數變化

$$\frac{配戴隱形眼鏡後在視網膜上所形成的影像大小}{配戴眼鏡後在視網膜上所產生的影像大小} = \frac{F_S}{F_C}$$

或是

$$\frac{配戴眼鏡後在視網膜上所形成的影像大小}{配戴隱形眼鏡後在視網膜上所產生的影像大小} = \frac{F_C}{F_S}$$

例1：患者配戴頂點距離為12mm的眼鏡時需要配戴 + 14.00D的矯正度數。現今改換配戴隱形眼鏡需要配戴屈光度，配戴隱形眼鏡後，球面度數的放大率會出現多大的變化？

解：所需要的隱形眼鏡度數

$$\frac{1}{\frac{1}{14} - 0.012} = \frac{1}{0.0714 - 0.012} = +16.83D$$

球面度數的放大率改變為

$$\frac{F_C}{F_S} = \frac{+14.00}{+16.83} = 0.832$$

$$\%SM = (0.832 - 1) \times 100 = -16.8\%$$

配戴隱形眼鏡時，比配戴眼鏡的時候，在視網膜上所形成的影像小−16.8%。

例2：患者原先配戴 + 16.83D的隱形眼鏡。如果患者現在要換成眼鏡時，需要配戴幾度？配戴眼鏡之後，和隱形眼鏡的成像放大率改變多少？

解：所需要的隱形眼鏡度數

$$\frac{1}{\frac{1}{16.83} + 0.012} = \frac{1}{0.5941 + 0.012} = +14.00D$$

球面度數的放大率改變為

$$\frac{F_C}{F_S} = \frac{+16.83}{+14.00} = 1.202$$

$$\%SM = (1.202 - 1) \times 100 = +20.2\%$$

配戴眼鏡時，比配戴隱形眼鏡的時候，在視網膜上所形成的影像放大 + 20.2%。

例3：如果患者配戴−10.00D的隱形眼鏡，現在要改換成配戴頂點距離為12mm的眼鏡，需要配戴幾度？球面度數產生的倍率變化是多少？

解：$$\frac{1}{\frac{1}{10.00} - 0.012} = \frac{1}{0.100 - 0.012} = -11.36D$$

需要配戴−11.36D

放大率的變化

$$\frac{F_C}{F_S} = \frac{-10.00}{-11.36} = 0.88$$

$$\%SM = (0.88-1) \times 100 = -12.00\%$$

因此，近視患者而言，由配戴隱形眼鏡改換成配戴眼鏡時，在視網膜上所形成的影像會縮小12%。

例4：患者頂點距離為12mm時，原先配戴−11.36D。現今需要配戴幾度的隱形眼鏡，配戴隱形眼鏡時球面度數的放大率改變為多少？

解：所需要的隱形眼鏡度數

$$\frac{1}{\dfrac{1}{-11.36} - 0.012} = \frac{1}{-0.0880 - 0.012} = -10.00D$$

球面度數的放大率改變為

$$\frac{F_C}{F_S} = \frac{-11.36}{-10.00} = 1.136$$

$$\%SM = (1.136-1) \times 100 = +13.6\%$$

配戴隱形眼鏡時比配戴眼鏡的時候，在視網膜上所形成的影像大 + 13.6%。

眼鏡片的倍率

所有的鏡片不管其度數為何，如果將它放在眼睛前面，在視網膜上成像的大小都會改變。

由光學鏡片所影響到的倍率變化，是由四個因素來決定：鏡片的屈光度、鏡片的前弧、鏡片光學中心的厚度、及頂點距離。

在寫下處方，明顯的指出得到最佳視力狀況所需要的屈光度，因此這個因素不能做改變。這使得四個因素當中，只剩下三個因素可以影響到倍率變化。換句話說，只剩下鏡片的前弧、鏡片光學中心的厚度、及頂點距離。

正度數鏡片而言，會造成影像放大，依次會使得視網膜上所形成的影像，比正常狀況還大。

而負度數鏡片會造成影像縮小，依次會使得視網膜上所形成的影像，比正常狀況還小。

為了確定先前特有的鏡片對眼睛造成的放大效果，必須使用下列公式計算：

$$MT = (M_S)(M_p)$$

MT：為總放大率

MS：稱為形狀因素，這個項目的計算結果是由於鏡片形狀造成的倍率變化

MP：稱為度數因素，這個項目的計算結果是由於後頂點度數及頂點距離所造成的倍率變化

更進一步定義這些公式：

$$M_s = \frac{1}{1 - \frac{t}{n} \times D_i}$$
$$M_p = \frac{1}{1 - h \times D_v}$$

t　：鏡片的中心厚度

n　：鏡片的折射率

D_1：鏡片前表面的度數，以屈光度為單位

D_v：鏡片的後頂點度數，以屈光度為單位

h　：頂點距離，以公尺為單位

由於總倍率是一個乘積，不是兩種倍率的總和，所以完整的放大公式為

$$MT = \left(\frac{1}{1 - \frac{t \times D_1}{n}} \right) \times \left(\frac{1}{1 - h \times D_v} \right)$$

如果要換算成放大的百分比，則公式成為

$$Mag.\% = (MT-1) \times 100$$

例題：配戴眼鏡者處方如下：OD. = ＋1.00D，OS. = ＋2.50D，右眼鏡片的前弧（F.C.）為＋6.50D，中心厚度（C.T.）為2.50mm；左眼鏡片前弧（F.C.）為＋8.25D，中心厚度（C.T.）為3.2mm。兩個鏡片都是用折射率為1.523的玻璃所做成，而頂點距離（V.D.）為13mm，分別算出每一眼的放大率為多少？

$$MT = (M_S)(M_p)$$

$$MT = \left(\cfrac{1}{1 - \cfrac{t \times D_1}{n}}\right) \times \left(\cfrac{1}{1 - h \times D_v}\right)$$

記得，在公式中所有變數的單位是以公尺

OD：

$$MT = \left(\cfrac{1}{1 - \cfrac{0.0025 \times 6.5}{1.523}}\right) \times \left(\cfrac{1}{1 - 0.0013 \times 1}\right)$$

$$= \left(\cfrac{1}{0.9893}\right) \times \left(\cfrac{1}{0.9987}\right)$$

$$= 1.0108 \times 1.013$$

$$= 1.0240$$

$$Mag.\% = (MT-1) \times 100$$

$$= (1.024-1) \times 100 = 2.4\%$$

OS：

$$MT = \left(\cfrac{1}{1 - \cfrac{t \times D_1}{n}}\right) \times \left(\cfrac{1}{1 - h \times D_v}\right)$$

$$= \left(\cfrac{1}{1 - \cfrac{0.0032 \times 8.25}{1.523}}\right) \times \left(\cfrac{1}{1 - 2.5 \times 0.0013}\right)$$

$$= \left(\cfrac{1}{0.982}\right) \times \left(\cfrac{1}{0.99675}\right)$$

$$= 1.0108 \times 1.00326$$

$$= 1.0518$$

$$\text{Mag.\%} = (MT-1) \times 100$$

$$= (1.0518-1) \times 100 = 5.2\%$$

這是 + 5.2%的放大率。

　　這副眼鏡如果分別用單眼看，絕對不會造成特別的問題，因為單眼的影像沒有辦法作比較。但是，只要兩個鏡片同時配戴，兩眼分別所產生的影像會同時相互比較。在這個案例中，右眼所形成的影像比左眼所形成的影像小2.78%，或是左眼的影像比右眼的影像大2.78%。

　　現在我們來分析上面鏡片所造成的結果。右眼的鏡片造成影像放大2.4%。假設左眼的鏡片完全相同，放大率也是2.4%，導致視網膜上的影像放大相同的倍數。兩個放大率之間的差異為零，這會使得視網膜上的影像也是放大相同的倍率。或是如果配戴者兩眼都需要 + 2.50D。在這個案例中，兩眼都會同時經歷放大5.2%的效果，再次兩眼放大倍率的差異為零，導致視網膜上的影像也是放大相同的倍率。配戴者絕對不會產生問題。

　　但是在上面的例子中，配戴者右眼產生的影像會造成2.4%的放大效果，而左眼產生的影像會造成5.2%的放大效果，兩眼會有2.8%的放大差異。由於左眼放大的程度比右眼大，左眼在視網膜上產生的影像也比右眼大，雖然他／她每一眼都可以看到1.0（20/20）。但是由於在放大率上的差異，配戴者可能會出現下列當中的其中一部分或全部的症狀：

1. 複視。
2. 抑制。
3. 交替視覺。
4. 頭痛。
5. 噁心（暈船）。
6. 眼力疲勞。

雖然很多作者不同意，在兩眼不同的放大率，必然的會產生上面所列出的症狀，但一般相信1%的影像大小差異，就可能導致問題產生。兩眼的放大率相差2.8%，這已經超出1%的範圍，因此指出需要做補救。如果配戴者已經配戴兩眼屈光參差症的處方，而且沒有出現症狀，最好保留它原來的狀況。然而，如果是初次配戴的處方，或是兩眼屈光參差症的量出現變化、或是出現症狀，則必須考慮減少兩眼之間放大率的差異。

然而，一些學者指出單純的球面兩眼屈光參差症並不太會產生放大率方面的問題。他們同時指出在結合球面、散光、及軸度的兩眼屈光參差症狀況，最有可能誘發兩眼物像不等症。在這種狀況，減少球面或完全的差異會使症狀減少。

我們現在假設在上面的案例中，患者配戴題目中的處方時出現症狀。

我們該如何做補救？記得：放大倍數會由於下列參數而發生變化；(1)度數、(2)鏡片的前弧、(3)光學中心的厚度、(4)頂點距離及(5)鏡片的折射率。因為我們無法改變處方上的度數，因此我們要想辦法改變其他的參數，鏡片的前弧、中心厚度、頂點距離及鏡片的折射率。在分析放大倍率公式之後，我們得到下列幾個規則：

1. 以增加鏡片的前弧的方式來增加鏡片的放大倍數；一個屈光度為−6.00D，前弧為+3.00D，後弧為−9.00D的鏡片，所產生的影像比同樣度數，前弧為+1.00D，後弧為−7.00D所產生的影像還大。

2. 以增加鏡片的中心厚度的方式增加放大倍率。

3. 在正度數矯正鏡片，增加頂點距離可以增加放大倍率；在負度數鏡片中，增加頂點距離會減少放大倍率。

4. 在近視的案例，改變鏡片的前弧及頂點距離所產生的效果，比改變中心厚度的效果好。

5. 在遠視的案例，改變中心厚度及頂點距離所產生的效果，比改變鏡片的前弧的效果好。

6. 在結合近視及遠視的案例時，盡可能將頂點距離縮短。

在嘗試設計鏡片的性質，一個良好的遵行辦法是，設法使放大倍率小的一方，令它的放大倍率增加。如果放大倍率差異不大，而只需要這種補償。然而，如果放大倍

率的差異很大,兩個鏡片你都需要設法改變。將放大倍率較少的一邊,使它的放大倍率增加,而放大倍率較大的一邊,使它的放大倍率減少。

在嘗試計算補償的放大倍率,設計者要盡可能使兩邊鏡片的重量及外觀保持相同。因為任何鏡片前弧、中心厚度、及頂點距離的組合都可以得到相同的結果,在一特殊狀況中最恰當的組合是以個人為基礎來決定。

在上面的例子中,我們可以以下列方法來改變鏡片。在這處方中,初步的計算顯示,因為要求改變放大倍率,兩個鏡片的前弧都需要作改變,以及使較薄那一個鏡片的厚度變厚。

在使用新一組的參數之後,必須再次演算放大率。

OD:

$$MT = \left(\cfrac{1}{1 - \cfrac{t \times D_1}{n}}\right) \times \left(\cfrac{1}{1 - h \times D_v}\right)$$

$$= \left(\cfrac{1}{1 - \cfrac{0.0045 \times 10.5}{1.523}}\right) \times \left(\cfrac{1}{1 - 1 \times 0.013}\right)$$

$$= \frac{1}{0.9690} \times \frac{1}{0.987}$$

$$= 1.0320 \times 1.0132$$

$$= 1.0456$$

$$\text{Mag.}\% = (MT - 1) \times 100$$

$$= (1.0456 - 1) \times 100 = 4.56\%$$

或是 + 4.6%

OS:

$$MT = \left(\cfrac{1}{1 - \cfrac{t \times D_1}{n}}\right) \times \left(\cfrac{1}{1 - h \times D_v}\right)$$

$$= \cfrac{1}{1 - \cfrac{0.0032 \times 6.25}{1.523}} \times \cfrac{1}{1 - 2.5 \times 0.13}$$

$$= \frac{1}{0.9690} \times \frac{1}{0.9675}$$

$$= 1.0139 \times 1.03362$$
$$= 1.0473 或 + 4.8\%$$
$$Mag.\% = (MT-1) \times 100$$
$$= (1.0473-1) \times 100 = 4.73\%$$

用新參數計算的結果顯示出，右眼的鏡片，放大倍率從原來的2.4%增加到4.6%。而左眼的鏡片，放大倍率從5.2%縮小到 + 4.8%。這些改變所導致的結果，兩眼之間放大倍率，從原先的相差2.8%，縮小到現在只剩下相差0.2%。

		度　數	鏡片的前弧	中心厚度	頂點距離
原　來	OD	+ 1.00D	+ 6.50D	2.5mm	13mm
	OS	+ 2.50D	+ 8.25D	3.2mm	13mm
補　償	OD	+ 1.00D	+ 10.25D	4.5mm	13mm
	OS	+ 2.50D	+ 6.50D	3.2mm	13mm

如果鏡片是以上面的計算結果來製作，放大倍率之間的差異會降低到可接受的1%以內，經過這些改變可以讓配戴者更舒服的運用視覺。

最小錯亂圓

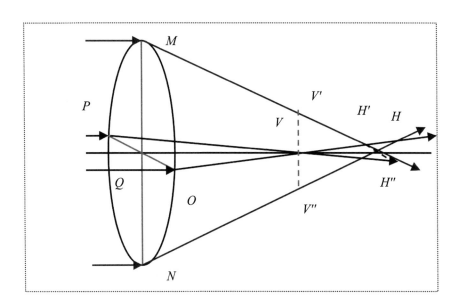

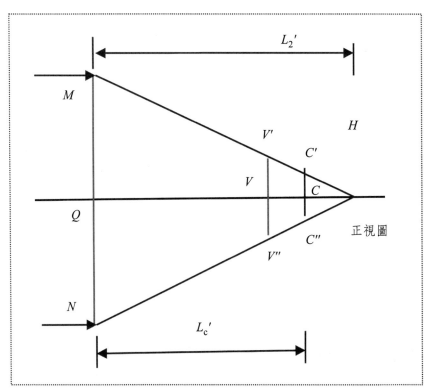

正視圖

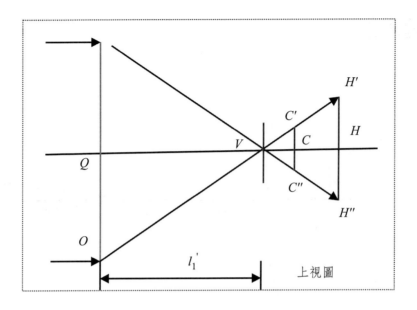

(a)

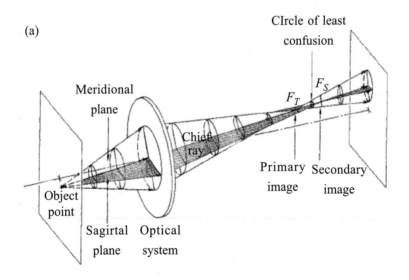

$$V'V'' = \frac{L_1' - L_2'}{L_1'} \times (MN)$$

$$H'H'' = \frac{L_1' - L_2'}{L_2'} \times (OP)$$

$$L_C' = \frac{L_1' - L_2'}{2} \times (MN)$$

$$L_1' = \frac{1}{l_1'}$$

$$L_2' = \frac{1}{l_2'}$$

$$L_C' = \frac{1}{l_C'}$$

$V'V''$：為垂直方向焦線的長度

$H'H''$：為水平方向焦線的長度

l_1'　：為水平方向的聚焦的距離

l_2'　：為垂直方向的聚焦的距離

l_c'　：為最小錯亂圓聚焦的距離

L'_1　：為水平方向的強度

L'_2　：為垂直方向的強度

L'_c　：為最小錯亂圓的強度

$C'C''$：為最小錯亂圓的直俓

例題：一個鏡片，度數為 + 3.50−0.75×140，直徑為50mm，一個點物體位在鏡片前方

　　　1m的位置，試找出下列：

　　　1. 焦線的位置

　　　2. 焦線的長度

　　　3. 最小錯亂圓的位置

　　　4. 最小錯亂圓的直徑

　　　解：1a.第一個主徑線的位置（由度數 + 3.50D所形成的徑線）

$$L_1 = L + F_1$$

$$= -1.00 + 3.50$$

$$= +2.50D$$

$$l_1' = \frac{1}{L_1} = \frac{1}{+2.50} = 0.4m$$

在鏡片後面40cm

1b.第二個主徑線的位置（由度數＋2.75D所形成的徑線）

$$L_2 = L + F_2$$

$$= -1.00 + 2.75$$

$$= +1.75D$$

$$\frac{1}{L_1} = \frac{1}{+1.75} = 0.555m$$

在鏡片後面55.5cm

2a.第一焦線的長度

$$\frac{L_1 - L_2}{L_1{}'} \times （鏡片直徑）= \frac{(+2.50 - 1.75) \times 50}{+2.50}$$

$$= \frac{(0.75) \times 50}{+2.50} = 15mm$$

2b.第二焦線的長度

$$\frac{L_1 - L_2}{L_2{}'} \times （鏡片直徑）= \frac{(+2.50 - 1.75) \times 50}{+1.75}$$

$$= \frac{(0.75) \times 50}{+1.75} = 21.4mm$$

3.最小錯亂圓的位置

$$L_C{}' = \frac{L_1{}' - L_2{}'}{2} = \frac{(+2.50 + 1.75)}{2}$$

$$= \frac{+4.25}{2} = +2.125D$$

$$l_C{}' = \frac{1}{2.125} = 0.471m$$

在鏡片後面47.1cm

4.最小錯亂圓的直徑

$$\frac{L_1{}' - L_2{}'}{L_1{}' + L_2{}'} \times （鏡片直徑）= \frac{(+2.50 - 1.75) \times 50}{2.50 + 1.75}$$

$$= \frac{0.75 \times 50}{4.25} = 8.8mm$$

傾斜散光的變化

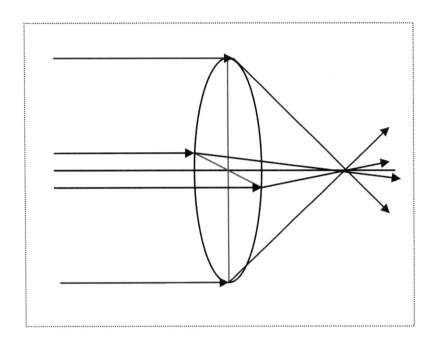

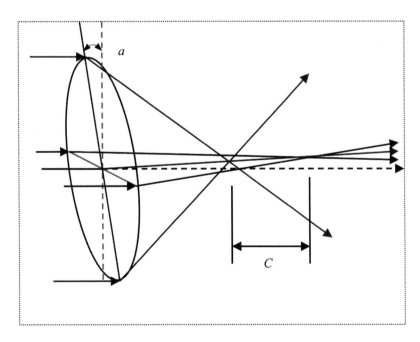

$$S' = S_0 \times \left(1 + \frac{\sin^2 a}{2n}\right)$$

S_0：代表原先的鏡片度數

α　：代表鏡片傾斜的角度

n　：鏡片的折射率

S'：代表鏡片傾斜之後新形成的球面度數

$$C = S' \times \tan^2 a$$

C：代表鏡片傾斜之後新形成的散光度數

例題：一球面度數 + 10.00，折射率為1.50的鏡片，鏡片上方往前傾斜15°時，求鏡片
　　　度數出現的變化。

　　　解：

$$S' = S_0 \times \left(1 + \frac{\sin^2 a}{2n}\right)$$
$$= 10 \times \left(1 + \frac{\sin^2 15}{2 \times 1.5}\right)$$
$$= 10 \times \left(1 + \frac{0.2588^2}{3}\right)$$
$$= 10 \times (1 + 0.022) = +10.22D$$
$$C = S' \tan^2 \alpha$$
$$= 10.22 \times \tan^2 15$$
$$= 10.22 \times 0.2679^2 = +074D$$

+ 10.96D

+ 10.22D

+ 10.22D + 0.74DC×180

+ 10.96D−0.74DC×90

像　差

　　我們經常希望透過鏡片之後，能夠得到和真正物體一樣品質的清晰影像，但事實上，由於光線的特性及鏡片的物理性，事實上並非如此。

　　當白色光入射透鏡時，透鏡的折色的能力即依照入射光的波長而發生變化。包含各種顏色波長的白色光，因之發生色散現象。由色散在成像位置發生偏差或倍率的差異，在影像的四週顯示出彩色的現象，而不能形成鮮明的像點。又單一波長的色光入射時，如未能完全集中在一點時，影像也會發生模糊扭曲的現象。這種透鏡成像的缺點稱為像差（abberration）。Seidel將這像差做了分類，因此主像差有時也稱為Seidel像差。

　　就單色光而言，光學系統的像差可分為：1.球面像差（sperical abberation）、2.色像差（chromatic abberation）、3.斜像差（astigmatism）、4.彗星像差（coma）等等。

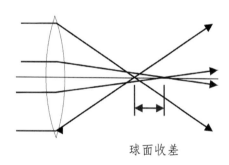

球面收差

　　球面像差；當光線碰到透鏡時，球面像差會造成光線在主軸上不同位置聚焦。這種鏡片的缺陷可以透過利用非球面鏡片來使它降到最低。

　　色散所引起的像差，稱為色像差。單色光引起的像差有球面像差、彗星像差、像散現象、像面彎曲、歪曲像差。

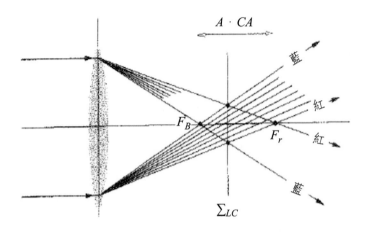

色像差：這是由於透鏡對不同的顏色會產生不同的折射效果所造成。紫色光比其他顏色更易偏折，不同的顏色具有不同的焦距長。色散現象係介質的折射率因為色波長的不同變化所致。表示介質色散程度的單位稱為阿貝數（Abbe）。阿貝數大就是受介質的分散程度小，反之，阿貝數小就是受介質的分散程度大。即阿貝數大的材料，色像差就會減小。

斜像差：於透鏡沒有均勻的曲率，如垂直方向的和水平方向的曲率半徑不同。

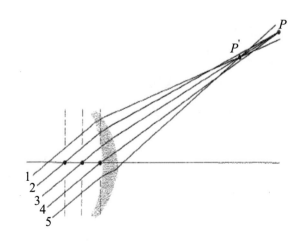

稜 鏡

稜鏡是一個簡單的光學元件，我們可以利用它做視覺上的檢查及視覺上的治療。為了達到這些效果，需要考慮到很多的可變因素，而如果要讓患者得到這些預期的作用，就必須考慮到這些因素。

定 義

稜鏡會造成光線方向的改變。這種改變被稱為偏離或移位（deviation），而偏離的量是用偏離量、移位量或稜鏡屈光度（prism power）表示。

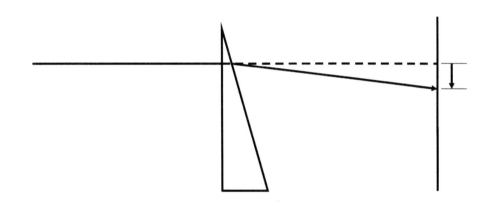

一個平光的稜鏡有偏離度數而無折射度數。它是由兩個平坦折射表面所結合而成的角度（右圖）。兩個表面之間會形成一個夾角，這就是稜鏡的頂點角（apical dihedral或refracting）。兩個平面之間的角度 α 就是頂點角（dihedral, refracting）。

一個光學稜鏡的本質特性是使通過的光線，造成光線行進方向偏離。

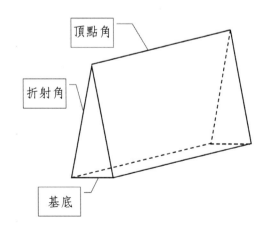

頂點角

折射角

基底

透過稜鏡來看一個物體時，看到的物體會從原來的位置移位。

確認稜鏡作用的方向

一個正度數鏡片光學中心部分比較厚，離開光學中心越往鏡片邊緣會越來越薄。我們可以將這種鏡片想像為兩個稜鏡以基底對基底朝向鏡片的光學中心，稜鏡的頂點是朝向鏡片周圍重疊而成。在正度數鏡片，剛好會產生相反的作用。鏡片上固定會有一個基底朝內的作用，這個作用會造成視野縮小。在高正度數處方中，這種現象會造成視野的縮小及在視野能動性的受限。

一個負度數鏡片在光學中心部分最薄，離開光學中心越往鏡片邊緣逐漸變厚。我們可以將這種鏡片想像為稜鏡的頂點對頂點朝向鏡片的光學中心，稜鏡的基底方向是在鏡片周邊位置重疊而成。光學上，在負度數鏡片，所有的視野方向都有一個基底向外的稜鏡作用。這種作用在視覺上會使得視野展開。在高負度數的處方中，這種現象會影響到患者的能動性及周圍物體位置的空間性。

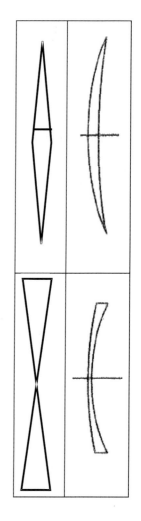

Prentice規則

偏離角度是以度數標示，最常用的單位是稜鏡屈光度，這起先是由Prentice所提出。1稜鏡屈光度（$\triangle$）角度的量是它正切的100倍。Prentice規則是用來計算鏡片上任一點的稜鏡度數。再利用Prentice規則，及基底頂點徑線的圖案，就可以解出稜鏡方面的計算。

如果我們的視線一離開光學中心的

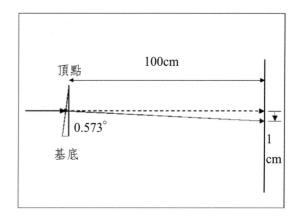

時候，可以指出在正度數鏡片及負度數鏡片所產生的稜鏡作用。

我們將稜鏡作用（P）以稜鏡屈光度（$\triangle$）表示。

$P = hD$　或是

稜鏡屈光度＝離開光學中心的距離（單位為公分）×鏡片的度數（D）

P：稜鏡作用（$\triangle$）

h：離開光學中心的距離（cm）

D：鏡片的度數

這個公式稱為Prentice規則，這個規則可以計算出鏡片上任何位置，會產生的稜鏡屈光度。

我們同時也要指出基底的方向來敘述完整的處方。

例題：找出從 + 2.00D鏡片，光學中心上方5mm（0.5cm）處通過的光線所產生的稜鏡作用。

$P = 0.5 \times 2 = 1.0 \triangle BD$

合成稜鏡

在一個處方當中，在同一個鏡片中，偶爾會同時需要水平方向及垂直方向的稜鏡量。在製造過程當中，可以使用一個單一稜鏡得到，或是同時使用兩個稜鏡組合產生相同的作用。這個過程稱為合成稜鏡。

用圖案解釋，我們也可以依照比例以向量的方式畫出兩個稜鏡，每一個的長度對應到該稜鏡量。我們以箭頭標繪出基底的方向。

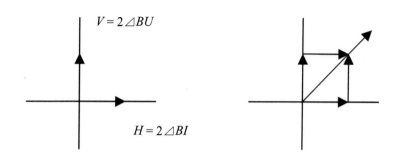

例題：在右眼需要2△BU及2△BI的稜鏡量處方。怎樣的合成稜鏡可以產生相同的結果？

解：依照比例畫出一個向量圖，測量出來的合成稜鏡為2.8△。並且同時量出基底方向的角度，這指出基底方向為45°方向基底向上及內。

為了用數學的方式來計算相同兩個稜鏡的合成作用，我們可以用下列公式（畢氏定律）：

$$R^2 = V^2 + H^2$$

R：合成稜鏡

V：垂直方向的稜鏡量

H：水平方向的稜鏡量

$$R^2 = V^2 + H^2$$
$$= (2)^2 + (2)^2$$
$$R = \sqrt{8}$$
$$= 2.82\triangle$$
$$\tan\theta = \frac{v}{h} = \frac{2}{2} = 1$$
$$\tan^{-1}1 = \theta$$
$$\theta = 45°$$
$$R = 2.82\triangle\, base\ \text{up} 45°$$

眼鏡及隱形眼鏡比較

當一個人配戴眼鏡來矯正屈光異常時，如果將光學中心裝配在瞳孔前面就不會有稜鏡效應。在眼睛作輻輳運動的時候，對鏡片中心而言，視線會通過鏡片鼻側的某一點，這種情況下就會誘發稜鏡效應。

對一個近視的人而言，配戴眼鏡看近距離物體時，兩個鏡片會在眼睛形成一個BI的稜鏡效應，而眼睛會因此做比較少的輻輳運動。配戴隱形眼鏡的時候，眼睛在做輻輳運動的時候，隱形眼鏡仍然會定位在眼睛角膜的中央，這個人必須比配戴眼鏡的時候做更多的輻輳運動。

對一個遠視的人而言，會產生相反的作用。在看近距離物體時，他會產生一個BO的稜鏡作用，所以配戴眼鏡時必須比配戴隱形眼鏡時做更多的輻輳運動。

配戴隱形眼鏡的時候，由於近視的人需要較多，而遠視的人會需要比較少的調節，由AC/A比產生的輻輳運動量會傾向於打消由眼鏡鏡片所產生的稜鏡作用。那是，一個近視的人，配戴隱形眼鏡比配戴眼鏡做更多的輻輳運動，他會從AC/A比當中得到更多的輻輳，這通常會比從眼鏡失去的稜鏡作用還多。這種由眼鏡到隱形眼鏡所產生的輻輳變化，通常不會因而產生患者的症狀。

以角度來講，如果將稜鏡換算成角度時，1⊿等於

$$\tan\theta = \frac{1}{100}\ \frac{1}{100}$$

$$\theta = \tan^{-1}\frac{1}{100} = 0.573°$$

$$1\angle = 0.573°$$

當眼睛通過稜鏡看一物體時，物體的影像會往頂點方向偏離。

而偏離量則視稜鏡量而有所變化。

稜鏡對眼球運動所造成的影響

稜鏡對眼睛運動所造成的影響，必須將它考慮到是對單眼或是對雙眼造成的影響。對雙眼又可以細分為在水平方向及垂直方向造成的稜鏡作用。

稜鏡對單眼所造成的作用

當一個人看著遠方，遮蔽一眼，在睜開的另一眼前面放入稜鏡，這個人所看到的物體影像將會往稜鏡頂點方向偏移。如果那一個人希望看到物體的影像，眼睛必須移動一個等於稜鏡偏離角度的量。BI稜鏡會造成眼睛往外移動（外展轉abduction），BO稜鏡會造成眼睛往內移動（內展轉adduction）。當眼睛看過BD稜鏡時，眼睛會往上轉動，而經歷「上單眼展轉」（sursum-duction, supraduction）。使用BU稜鏡時眼睛會往下轉，而經歷「下單眼展轉」（infraduction）。

稜鏡對雙眼所造成的作用

兩眼同時睜開看著遠距離的物體，如果在右眼前面放入BI稜鏡，在左眼前面放入等量的BO稜鏡，為了看物體，兩眼會同時往右邊作等量的移動，兩眼的視線仍然會保持平行。這種在兩眼當中放入大小相同，但基底方向相反的稜鏡，稱為共軛稜鏡（yock prism）。而眼睛往同一個方向作等量運動，稱為共軛運動（conjugate）或同向運動（version）。

然而，如果在兩眼前面同時放入等量的BO稜鏡，為了使看到的物體成為一個單一影像，眼睛必須同時往內運動相同的量。兩眼會往彼此方向內轉，作一個稱為輻輳（convergence）的運動。同樣的，如果在兩眼前面同時放入BI稜鏡，會造成眼睛同

PD：瞳孔距離。
粗直線線條：代表視軸。
◁▷：代表負度數鏡片。
◁▷：代表正度數鏡片。
視軸通過鏡片的光學中心看時，不會造成偏離。

負度數鏡片

正度數鏡片

PD：瞳孔距離。
粗直線線條：代表視軸。
細直線線條：代表視線偏離的方向。
◁：代表BI鏡片。
▷：代表BO鏡片。
當眼睛通過稜鏡鏡片看時，會造成視線偏離。

BI鏡片

BO鏡片

時往外運動。而如果在兩眼前面放置小量的BI稜鏡，會造成眼睛往遠離彼此方向的外轉，作一個稱為開散的運動（divergence）。

如果稜鏡只引起共軛運動，這時兩眼所產生的合成稜鏡作用為零。但是，如果稜鏡引起分歧或是異向運動的動作，則合成的稜鏡作用就是眼睛分歧運動的程度。

水平方向的合成稜鏡作用

如果將稜鏡基底在同一個方向，放在眼睛前面（就是，兩個為BI或是BO），所造成的合成稜鏡作用，可以由將個稜鏡度數加起來（就是BI加BI，BO加BO）。如果基底方向相反，而且度數不同，這時將度數強的一方減去度數弱的一方，餘下的量就是合成的稜鏡作用，而稜鏡作用的方向是度數強的一方。

垂直方向的合成稜鏡作用

垂直方向的稜鏡，如果基底在同一個方向，但是它的大小不同的稜鏡放到眼睛前面，垂直方向所產生的合成稜鏡作用，就是由度數強的一方減去度數弱的一方。垂直方向稜鏡所產生的合成稜鏡作用，就是用稜鏡度數強的那一邊來表示。如果基底的方向相反，垂直方向合成稜鏡作用是將兩眼的稜鏡量相加來表示。因為在一眼的BU作用會造成另一眼產生BO作用，總共的稜鏡作用可以用任一眼表示。

稜鏡基底方向的標示方法

基底方向的標示方法如同散光的角度，對右眼來說，是從鼻側方向開始以逆時鐘方向表示；對左眼來說，是從耳側方向開始以逆時鐘方向表示。

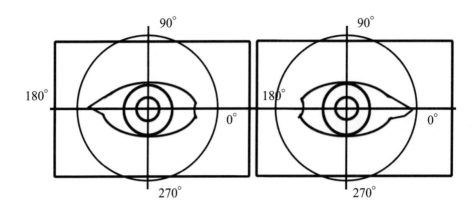

對右眼來說：

基底方向在0°到90°這一個象限內，基底的標示方法為基底向上及向內（BI & BU）。

基底方向在90°到180°這一個象限內，基底的標示方法為基底向上及向外（BO & BU）。

基底方向在180°到270°這一個象限內，基底的標示方法為基底向下及向外（BO & BD）。

基底方向在270°到0°這一個象限內，基底的標示方法為基底向下及向內（BI & BD）。

對左眼來說：

基底方向在0°到90°這一個象限內，基底的標示方法為基底向上及向外（BO & BU）。

基底方向在90°到180°這一個象限內，基底的標示方法為基底向上及向內（BI & BU）。

基底方向在180°到270°這一個象限內，基底的標示方法為基底向下及向內（BI & BD）。

基底方向在270°到0°這一個象限內，基底的標示方法為基底向下及向外（BO & BD）。

在球面鏡片，光線除了光學中心以外，通過鏡片其他位置時所誘發的稜鏡量是用Prentice's公式計算。這只是將鏡片屈光度乘上光線通過鏡片的位置和光學中心的距離。稜鏡的基底頂點線的方向，是光線通過鏡片的位置所在的象限中，該點連接到光學中心的方向來表示。

專題討論

1. 決定折射量的兩個因素是？

2. 假設光射線在空氣中行進，進入折射率為1.8的玻璃中。如果光線以30°碰觸到玻璃表面，折射角為何？

3. 有兩個鏡片，一個是−1.00×180，一個是−1.00×20，計算出兩個鏡片重疊之後的新的度數。

4. 一個患者的屈光異常為 + 1.00 A×180，矯正時鏡片度數為 + 1.00 A×10，計算出殘餘亂視。

5. 標繪出 + 1.00 + 0.50×180度數座標，分別計算出15°、45°、60°、90°的度數，並將其改成負性散光型態。

6. 一個位在 + 2D鏡片（焦距為0.50m）前方2m處的物體，會在那裡成像？

7. 如果鏡片前表面的度數為 + 3.00D，而後表面的度數為−4.50D，焦距及總度數為何？

8. 患者原先配戴−5.00D的隱形眼鏡。如果患者現在要換成眼鏡時，需要配戴幾度？配戴眼鏡之後，和隱形眼鏡的成像放大率改變多少？

9. 配戴眼鏡者處方如下；OD. = + 1.00D，OS. = + 2.50D，右眼鏡片的前弧為 + 6.50D，中心厚度為2.50mm。左眼鏡片前弧為 + 8.25D，中心厚度為3.2mm。兩個鏡片都是用折射率為1.523的玻璃所做成，頂點距離（V.D.）為13mm，分別算出每一眼的放大率為多少？

10. 由於放大率上的差異，配戴者可能會出現那些症狀？

11. 簡答題：

a.當光線以傾斜的方向，從一個密度比較疏的介質進入另一個密度比較密的介質

時，進入到第二介質後，光射線的行進方向會往_____方向折彎。

b.當光線以傾斜的方向，從一個密度比較密的介質進入另一個密度比較疏的介質時，進入到第二介質後，光射線的行進方向會往_____法線的方向折彎。

c.當光射線以垂直方向入射到一可穿透介質表面時，光線不會折彎，但由於第二介質密度的關係，光線行進的速度會_____。

d.透鏡的是以_____為單位。

e.在光學矯正中，如果光學中心沒有和視線一致，鏡片就會誘發產生_____作用。以負度數而言，如果光學中心的距離比瞳孔的距離短，會產生_____的作用；如果光學中心的距離比瞳孔的距離長，會產生_____的作用；如果視線通過光學中心的上方，會誘發_____的作用；如果視線通過光學中心的下方，會誘發_____的作用。

f.如果散光度數或散光軸度沒有在正確的方向，矯正鏡片會因此產生一個新的處方，而無法達到矯正效果。這一因為散光度數或散光軸度不正確所引起的新度數稱為_____。

g.以負軸的方式記錄，如果角度是在180°或是在30°～150°之間，我們稱這種散光型態為_____；如果角度是在90°或是在60°～120°之間，我們稱這種散光型態為_____；如果角度是在45°或是在30°～60°及120°～150°之間，我們稱這種散光型態為_____。

h.鏡片的焦距在凸透鏡為_____，在凹透鏡為_____。

i.成像在透鏡右邊為_____，位在透鏡左邊為_____。

j.成像的距離（q）為正值（＋），則產生的影像為_____，如果成像的距離（q）為負值（－），則產生的影像為_____。

k.聚合（converge，會聚）（正度數）的鏡片，會使光射線聚焦產生_____，這種鏡片是用來矯正_____屈光異常。

l.發散（diverge，開散）（負度數）的鏡片，會產生_____，這種鏡片是用來矯正_____屈光異常。

m.在正度數時，如果頂點距離增加，鏡片的有效度數會_____。

n.在負度數時，如果頂點距離增加，鏡片的有效度數會_____。

o.由光學鏡片影響到的倍率變化，是由四個因素來決定：_____、_____、_____、及_____。

p.像差包括_____、_____、_____、_____像差。

q.表示介質色散程度的單位稱為_____。

r.BI稜鏡會造成眼睛往_____，BO稜鏡會造成眼睛往_____。

s.眼睛往同一個方向作等量運動，稱為_____（conjugate）或_____（version）。

12. 解釋名詞：

a.法線

b.入射線

c.折射線

d.出射線

e.入射角

f.折射角

g.主徑線（principal meridian）

h.散光（cylinder，縮寫成cyl）

i.球面（sphrical，縮寫成sph）

j.倍率（magnification）

k.後頂點屈光度（back vertex power）

l.前頂點屈光度（front vertex power）

m.共軛稜鏡（yock prism）

第三章　儀　器

驗度儀

球　面

　　球面（sphrical，縮寫成sph）：當一平行光通過一個透鏡之後，（不論是凹透鏡或凸透鏡）光線能夠聚焦在一點的話，就稱為球面鏡片。

　　透鏡分為兩大類，一是會聚透鏡（也稱凸透鏡（convex）或正透鏡），一是發散透鏡（也稱凹透鏡或負透鏡）。正透鏡中央部分比較厚，邊緣部分比較薄，這會使入射的平行光會聚在主軸上的一點（主軸principle axis為通過透鏡中心的軸）。由於平行光到達鏡片之後，會在鏡片後面聚焦，因此對一會聚透鏡取正焦距。而負透鏡（concave）中央部分比較薄，邊緣部分比較厚，這會使得入射光遠離主軸。對負透鏡而言，發散光不會在鏡片後面聚焦，反而在鏡片前面形成一個虛焦點（virtual focus），因此焦距取負。焦距（focal length）為透鏡中心至平行光會聚處的距離，焦距的單位為公尺。中心點（optical center）為主軸通過透鏡的位置，而我們假設光線是從這一點發出。

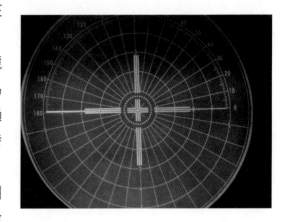

　　透過驗度儀測試鏡片度數時，可以看到長軸和短軸出現同樣清楚的現象。這時度數顯示窗口所顯示的度數就是鏡片的度數。

散　光

　　散光（cylinder，縮寫成cyl）：如果是散光鏡片，光線通過一個透鏡之後，不會聚焦在一點，而是形成前後兩個焦線。散光鏡片當中，會有一個徑線的度數比較強，以及一個徑線度數比較弱的兩個主徑線。兩個主徑線相隔90˚。

　　在測量一個鏡片的度數時，分別量出一個鏡片當中的最高度數及最低度數。如果

要以度數比較多的徑線作軸度時，直接將度數比較多那一邊的度數寫下來，中間空一格，再將角度寫到最後面。接著，直接將度數最多的減去度數最少的一個徑線，兩者的差就是散光度數。如果是用度數比較多的做軸度時，散光度數則採用負號。如果要以度數比較少的徑線作軸度時，直接將度數比較少那一邊的度數寫下來，中間空一格，再將角度寫到最後面。接著，直接將度數最多的減去度數最少的一個徑線，這就是散光度數。如果是用度數比較少的做軸度時，散光度數則採用正號。

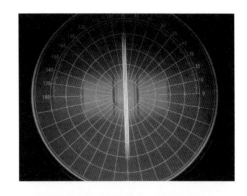

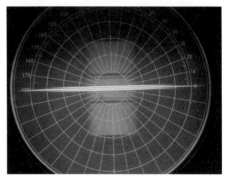

　　在驗度儀上讀取時，你將看到長軸和短軸無法同時清楚。這裡將分成兩個部分來講：1.鏡片是毛胚，還沒加工，2.鏡片已經安裝到鏡框上。

一、鏡片是毛胚，還沒加工鏡片

1. 將鏡片固定在測試臺上，先分別量出長軸及短軸清楚的度數，確認是否是要求的度數。
2. 將散光角度調整鈕調到處方要求的散光角度，將鏡片負度數比較多（或正度數比較少）的一個徑線對準到這個方向。光線線條一定要通過中央十字把的位置。
3. 將度數旋鈕調到短軸變清楚，確認光線線條是否通過中央十字把的位置。
4. 在鏡片上打印，這就是要求的鏡片處方。

二、鏡片已經安裝到鏡框上，要量出鏡片度數時

1. 將鏡框固定在靠臺上，前後調整靠臺，確認長軸和短軸約通過中央十字把位置。

2. 調整度數調整旋鈕到其中一個徑線變清楚，讀取這度數。再調整度數調整旋鈕到另一個徑線變清楚，讀取這度數。比較兩個度數，將度數比較少的一個徑線作為球面，兩個度數間的差作散光度數。

3. 將散光角度調整鈕調到使長軸對準負度數比較多（或正度數比較少）的一個徑線。讀取這個角度作為散光角度。

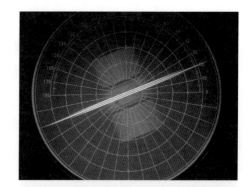

記錄散光度數時，在球面散光的處方當中，要將散光型態從負度數轉換成正度數的型態，其步驟如下；

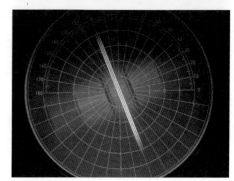

1. 將球面及散光的成分以算數的方式相加，以這新的總和作為球面度數。

2. 改變散光度數的符號。

3. 將散光軸度加上90°（如果原先度數小於90°）或減90°（如果原先度數大於90°）。

PD

PD（pupil distance）：這是代表一副眼鏡當中，一眼的光學中心到另一眼的光學中心，兩者之間的距離。在光學矯正中，如果光學中心沒有和視線一致，鏡片就會誘發產生一個稜鏡作用。

驗度儀的使用

驗度儀是設計用來檢測鏡片和測定未知鏡片度數的儀器。早在十九世紀這種儀器還沒有推出之前，要測定鏡片時，必須利用已知度數的鏡片和待測的鏡片相互重疊，

將它們放在一起拿在眼睛前面左右移動。同時不斷更換不同的已知度數鏡片和待測鏡片重疊，一直到透過鏡片看物體時，後面的影像不再移動。這時待測鏡片的度數就是被已知度數鏡片所中和，這種方法稱為中和法，這也是現代鏡片驗度儀的應用基礎。

當鏡片放上鏡片驗度儀時，有一光束穿過鏡片，透過鏡片出來的光線不平行。這時前後移動鏡片後面格子儀的視標，一直到出來的光束平行為止。在這個位置上，鏡片被中和了。

鏡片驗度儀的科技用語為驗度儀，有人稱它為：驗度儀、焦距儀、驗片機等。鏡片驗度儀的英文科技名為lensmeter，lensometer是美國光學公司的產品商標名，但是這個名稱已被廣泛應用。其他的商品名還有：Vertometer（博士倫公司）、Vertex Refractometer，在歐洲也有人稱之為focimeter。

驗度儀有下列幾種功用：

1.測量鏡片的屈光度。
2.測量鏡片的散光度數及散光軸度。
3.測量鏡片的稜鏡度數及基底方向。
4.定位出鏡片的光學中心位置。

驗度儀有三種種類：

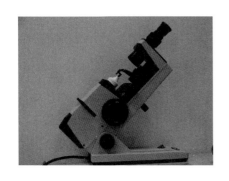 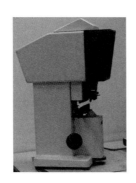 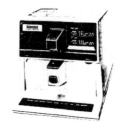

望遠鏡式驗度儀　　　　　　投影式驗度儀　　　　　　自動驗度儀

所有的手動的驗度儀包括以下幾部分：

1. 電源插頭。

2. 電源開關。

3. 接目鏡調焦輪（調節接目鏡的焦距補償使用者觀看時的度數不足）。

4. 散光軸度轉輪（由這裡觀看散光的軸度）。

5. 鏡托或鏡片靠抬。

6. 鏡片臺（放置鏡片）。

7. 鏡片度數轉輪。

8. 鏡片夾（固定鏡片）。

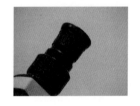 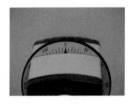 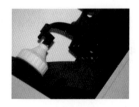 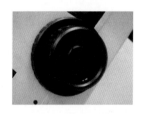

接目鏡調焦輪　　　　散光軸度轉輪　　　　　鏡片臺　　　　　　鏡片度數轉輪

　　傳統望遠鏡式的驗度儀還有接目鏡，接目鏡上帶有格子刻度或帶十字線的圓圈。有些驗度儀設計上還包括以下幾種附件：

1.輔助稜鏡（用於調整視標與十字線的位置）。

2.隱形眼鏡放置臺。

3.濾色片。

4.內置或外置的刻度屏（顯示屈光力度數讀數、軸度讀數等等）。

　　這些部件的位置，依驗度儀的種類和廠家而定，請參閱儀器所附帶的使用手冊。

　　當通過傳統的驗度儀的接目鏡或投影式驗度儀的視屏看時，可見兩個像：(1)十字線，(2)視標，其中帶圈的十字線用於鏡片光心的定位。

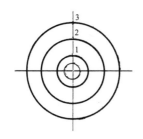 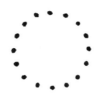

視標的作用是確定鏡片的度數、散光鏡片的度數及軸度,以及檢查是否有稜鏡的存在。視標的形狀有各種各樣,大多數的驗度儀用的是十字視標。下圖所示為三種十字視標:

在右方左圖中的每個視標中,三條分離的直線用於決定柱鏡度數,而其他的線用於決定球鏡的度數。另一種視標如上面右圖所示,為歐洲點圈視標。

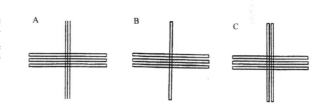

如何調焦接目鏡

在使用傳統的驗度儀之前,必須將接目鏡調焦。步驟如下:

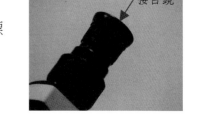

1. 打開驗度儀的電源開關。
2. 轉動接目鏡的對焦輪,使透過接目鏡看視標時,視標完全模糊。
3. 將度數轉輪調整到零的位置。
4. 接著將接目鏡的對焦輪逆時鐘方向旋轉,轉到盡頭。
5. 慢慢地,將接目鏡的對焦輪往順時鐘方向往回轉,直至十字線和視標都清楚,不要將接目鏡往回調。
6. 這時候,接目鏡上面就是檢查者視力的補償度數。

在使用驗度儀之前都必須調整接目鏡。在調焦的過程中,如果檢查者戴著眼鏡,則在使用驗度儀測鏡片度數時,檢查者也應該戴著眼鏡。如果檢查者將眼鏡拿掉,則

必須重新做調焦的動作。

測量球面鏡片的屈光度數要測量球面鏡片時，其步驟如下：

1. 打開電源開關。

2. 先將眼鏡右鏡片放上鏡片臺，鏡片後表
   面碰到鏡片臺上，鏡腳朝向人的對側。
   這樣測得的度數為鏡片的後表面屈光
   度。眼鏡的下框邊需同時靠在鏡片靠臺
   上，而鏡片的後表面需和鏡片臺垂直。
   鏡片放置的位置不正確，會使測量結果
   產生誤差。

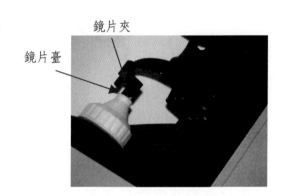

鏡片夾
鏡片臺

3. 檢查者的眼睛看接目鏡的同時，慢慢上
   下調整鏡片靠臺、左右移動鏡片的位置，使視標中心和屏幕上的十字線中心能
   重合。

4. 將鏡片夾慢慢放下。

5. 轉動度數轉輪至視標變清楚，如用的是十字視標，則垂直方向和水平方向的每一
   細條線都必須清晰。

6. 在度數窗口上讀取度數，這個度數為右鏡片的度數。

7. 用鏡片標記裝置標記出右鏡片的光學中心。

8. 重複步驟1.到步驟7.測試眼鏡的左鏡片。

9. 用尺量出左右兩個鏡片光學中心的距離，並且分別量出兩個光學中心到鼻樑中央
   的距離，這個數值應該和配戴者的瞳孔距離相符合。

使用驗度儀測試鏡片時，一般都是先測試右眼的鏡片，如果兩個鏡片的度數相差
1.00D以上，則先測度數較高者。

單光球面

1. 調整接目鏡。

2. 所有數據歸零。

3. 將鏡片正確置放（後頂點必須和鏡片臺垂直，眼鏡下框緣接觸鏡片臺）。

4. 調整中心點與視標中心點對齊。

5. 用鏡片夾輕輕將鏡片夾住。

6. 調整度數轉輪至視標清楚。

7. 讀數。

8. 打上標記。

9. 用PD尺量出兩個鏡片光學中心的距離。

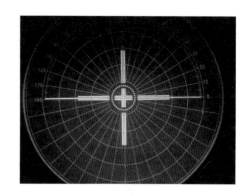

測量球面散光鏡片屈光度

當測量球面散光鏡片時，先重複上述步驟1.到步驟4.，接著再按以下步驟：

5. 同時轉動度數轉輪和散光軸度轉輪，直至視標中的球面度數線條變清晰。

6. 在度數窗口上讀出度數轉輪和散光軸度轉輪的刻度讀數，度數轉輪的讀數（假設為讀數A）為球面度數，散光軸度轉輪上的的讀數（假設為讀數B）為球面度數成分及屈光度的軸度。記錄球面度數及球面度數所在的軸度。

7. 轉動度數轉輪至視標中的散光徑線的線條變清晰。

8. 在度數窗口上讀出度數轉輪和散光軸度轉輪的刻度讀數，此時度數轉輪上的讀數（讀數C）和球面度數屈光度徑線方向相差90°角。

讀數A和讀數C的差值$(C-A)$等於柱鏡的散光度數。

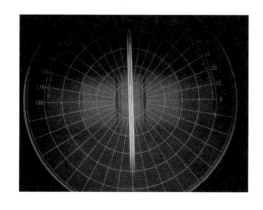
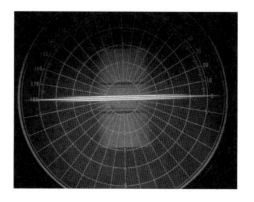

9. 用鏡片的標記裝置，標記出右眼鏡片的光學中心。

10. 重複步驟1.到步驟9.測試左眼的鏡片。

11. 用尺量出左右兩個鏡片光學中心之間的距離，並且分別量出兩個光學中心到鼻樑中央的距離，這個數值應該和配戴者的實際瞳孔距離相一致。

球柱面：同上1至5。

6. 調整度數轉輪至視標清楚，同時轉動散光軸度轉輪對準子午線。

7. 讀數（A及B讀數）。

8. 調整度數轉輪至散光軸度的視標變清晰。

9. 讀數(C)。

10. 打上標記。

11. 用PD尺量出光學中心的距離。

例題：請學習以下幾個例子：

一、根據以下讀數，確定鏡片的處方：

1.讀數A　　+2.00D

2.讀數B　　35°

3.讀數C　　+3.00D

讀數A為球鏡度數。+2.00

讀數A和讀數C的差值($C-A$)為柱鏡的度數。

($C-A$)為柱鏡的度數。+3.00-(+2.00) = +1.00

這個差值+1.00D就為柱鏡的度數。

+2.00/+1.00 讀數B即為鏡片處方中的軸度。

+2.00/+1.00×35° = +3.00-1.00×125

二、根據以下讀數，確定鏡片的處方：

1.讀數A　　+4.00D

2.讀數B　　110°

3.讀數C　　+1.00D

讀數A為球鏡度數。＋4.00

讀數A和讀數C的差值(*C*−*A*)為柱鏡的度數。

＋1.00−(＋4.00)＝−3.00這個差值−3.00D就為柱鏡的度數。

＋4.00/−3.00讀數B即為鏡片處方中的軸度。

＋4.00/−3.00×35°

測定稜鏡度數

當驗證的鏡片處方當中，包含稜鏡度數時，先按上述測球面度數鏡或球面散光度數的步驟。步驟3.中的視標中心在十字線上的位置需和處方中的稜鏡度數相一致。下圖中分別標出了左、右鏡片中，相對於十字線中心開始，往四周偏離時，所代表的稜鏡基底方向。

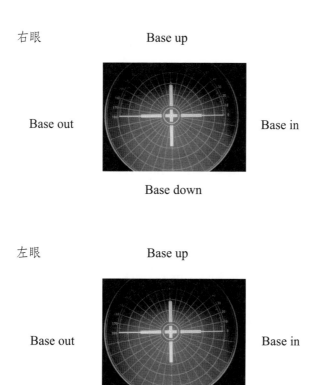

右眼　　　　　　　　　Base up

Base out　　　　　　　　　　　　　　Base in

Base down

左眼　　　　　　　　　Base up

Base out　　　　　　　　　　　　　　Base in

Base down

例題：請學習下圖中的例子，其中的標記點的稜鏡值如下：

(A)右：2個稜鏡度（⊿）底朝上、(B)左：1⊿底朝內、(C)右：3⊿底朝內、(D)左：2⊿底朝外，2⊿底朝下

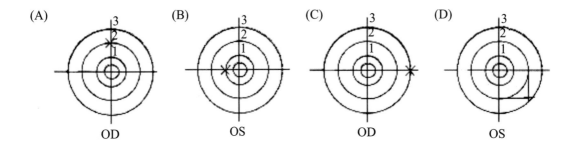

在測量的鏡片處方中，如果稜鏡量較大時，聚焦點將會偏離十字線的中心位置。而且如果稜鏡量越大，聚焦點偏離會越大，越難準確的讀取度數。這時候，在測量前需要使用輔助稜鏡，使視標重新定位在中央的位置。這樣，聚焦中心移位到十字線上的位置所加入的輔助稜鏡就是鏡片處方中的稜鏡量。測定一個不知道度數的稜鏡時，先按上面談到測量球面度數或球面散光度數的步驟，並將球面度數、散光度數、散光軸度記錄下來。如果，左右眼的鏡片在視標上的位置，有垂直方向上差異時，表示已經產生垂直方向的稜鏡量。稜鏡度數的大小可以從十字線上的刻度中量出。當左右鏡片光學中心間距離和配戴者的實際瞳距相差太大時，這表示有水平方向的稜鏡存在。

測量雙焦（bifocal）和融合雙光鏡片（fused bifocal）

要測量雙焦或融合雙光鏡片處方時，就必須依下列步驟進行：

1. 如果要測量鏡片遠用區域時，使鏡片的後表面放在鏡片臺上，眼鏡腳離你比較遠，兩眼的鏡框下緣靠到鏡片靠抬上。在這一個位置，驗度儀上面所測出的度數是鏡片的後頂點度數（back vertex power，假設這個讀數值為A）。

2. 將眼鏡翻轉，使鏡片的前表面接觸在鏡片臺上，眼鏡腳朝向檢查者的方向，再次

測量鏡片的遠用區，一樣兩眼的鏡框下緣靠到鏡片靠抬上。在這一個位置上，驗度儀所測量到的是鏡片的前頂點度數（front vertex power，假設這讀數值為B）。假如鏡片是球面散光鏡片，在檢查過程中，你還必須調整散光的軸度。例如一個鏡片遠用區的處方是 + 4.00 + 1.00×75。散光軸偏離垂直方向的子午線15°。當眼鏡翻轉後，軸度一樣是偏離垂直子午線15°，但是現在方向相反。因此，柱鏡的散光軸的讀數變成為105°

3. 將眼鏡腳朝上，使鏡片的前表面靠在鏡片臺上，以測量前頂點度數的方式測量鏡片的近用閱讀區（假設這個讀數值為C）。

4. 以數學的方式求得 C 和 B 之間的差(C−B)，兩者相減的差等於加入度數。

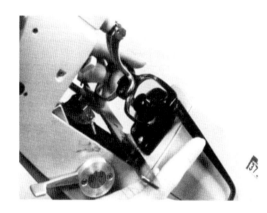
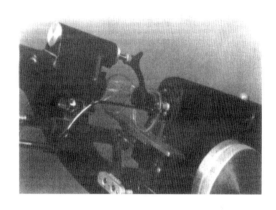

例題：1.下面是從驗度儀上讀取到的讀數，計算出雙光鏡片處方：

　　 A = + 12.00D（後頂點度數）

　　 B = + 11.75D（前頂點度數）

　　 C = + 13.50D（前頂點度數）

　　 遠用區的處方等於 + 12.00D。C 和 B 之差(C−B)等於加入度的度數：

　　 (+ 13.50)−(+ 11.75) = + 1.75D

　　 加入度為 + 1.75D

　　 2.下面是從驗度儀上讀取到的讀數，計算出雙光鏡片處方：

$$A = +12.25 + 1.25 \times 35$$
$$B = +12.00 + 1.25 \times 145$$
$$C = +13.50 + 1.25 \times 145$$

遠用區的處方為 $+12.25 + 1.25 \times 35$。C 和 B 之差($C-B$)等於加入度的度數：

$$(+13.50 + 1.25 \times 145) - (+12.00 + 1.25 \times 145) = +1.50D$$

加入度為 $+1.50D$

雙光鏡片

1. 先以測單光鏡片的方式，鏡片放在鏡片臺上時，鏡片的後表面接觸到鏡片臺，測量上光部分的後頂點度數（讀數A，遠用度數）。
2. 將鏡片轉過來，使鏡片的前表面接觸到鏡片臺，測量鏡片上光（遠用）的前頂點度數（讀數B）。
3. 將鏡片的前表面放在鏡片臺上，測下光前頂點度數（讀數C）。
4. $C-B = Add$。

測量三光鏡片

當測量三光鏡片時，和測量雙光鏡片的步驟1～4一樣，然後接到下面的步驟：

5. 鏡腳朝向上，使鏡片的前表面接觸到鏡片臺，測量鏡片中間區（讀數為D）的度數。
6. D和B($D-B$)的差，等於中間區的度數。

這個方法作適當修改後，也可用來測量職業用的防護鏡片，先測量鏡片的遠用區後，接下來測量下面子片的度數，假如下面的子片有三個子片，先測量最下面的加入度數，然後測量中間區域的度數，最後再測量上面的子片的度數。

三光鏡片：1.依測量雙光鏡片的方式，先測出A、B、C讀數。

2.接著測量中間區的前頂點度數（D）。

3.$D-B$ = 中間區的加入度Add。

測量漸進多焦點鏡片

在漸進多焦點鏡片從工廠出貨時，在鏡片的前表面上有幾個彩色圓圈記號，各種品牌的漸進多焦點鏡片圓圈的位置相差不多。右圖描述了這些圓圈。

把上面的圓圈放在驗度儀的鏡片臺上，先測量遠用區的鏡片（讀數A）在測量漸進多焦點時，不必翻轉鏡片測量鏡片的前頂點度數，直接將下面近用光學中心的圓圈定位於驗度儀的鏡片臺上，測量鏡片的近用區（讀數B）。B 和 A 之差$(B-A)$等於加入度。因為這是漸進多焦點鏡片，所以在測量時驗度儀上看到的影像（特別是測量B時）無法像雙光鏡片一樣得到一個清楚的影像，由於這個原因，許多工廠在鏡片完工後，都會在鏡片的前表面兩個水平基準點當中的一邊刻上加入度的度數。假

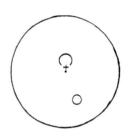

Markings on a Progressive Lens.

如測量結果在鏡片上所刻的度數，和處方上需要的加入度相等，那麼這個鏡片就沒有問題，可是如果兩者有差異，就表示有問題，這時必須重新測量鏡片，或將鏡片送回工廠。

通常，在多焦點鏡片上面的圓圈的下緣，印上一個「＋」記號，正如上圖所描述。鏡片上水平位置和垂直位置的參考點是從 ＋ 這個上測量的。

漸近多焦點

1. 測遠用區圓圈之後頂點度數（A 讀數）。
2. 測近用區圓圈之後頂點度數（B 讀數）。
3. $B-A = Add$。

PS：若鏡片上附有稜鏡度數，測量時要從上光圓圈下面的"＋"位置測量稜鏡量。

鏡片彎曲度測量

鏡片彎曲度的測量

在更換鏡片或依照原來的鏡片度數訂製備用鏡片時，一個會影響到配戴者舒適度的重要因素就是鏡片表面的彎曲度是否一樣。兩組鏡片彎曲度上面的差異或改變鏡片正、負散光形式的變化，透過鏡片看物體時，雖然有效度數都相同，但是通過鏡片看周邊的物體時，所看到的物體影像發生變化。所以在訂製相同處方的鏡片時，需要使用鏡片測量表測量鏡片表面的彎曲度（如右圖）。

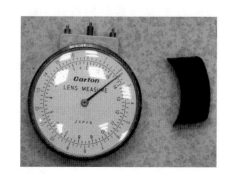

鏡片測量表

鏡片測量表運用弓形高公式的原理是：弓形高為圓缺的高度或深度（如下圖），如果我們知道弓形高，我們可以透過計算的方式得到鏡片的度數。

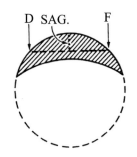 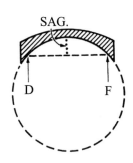 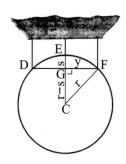

鏡片測量表上有三只腳，分別接觸到鏡片上的三點。外面兩個腳是固定的，而中間的這只可以伸縮的。中間腳與兩邊腳的垂直方向上的距離，為圓弧的弓形高。可以

想像在這個圓弧上有一條弦，弦的長度（DF）為儀表上兩側兩只腳間的距離（如右上圖）。鏡片測量表上面的刻度，所顯示的並不是弓形高的數值（旁邊兩點和中間點之間的高低差異），而是已經轉換成的鏡片表面屈光度數值。

用鏡片測量表測量鏡片度數

由於鏡片測量表可以直接測出傳統冕玻璃鏡片的表面彎曲度數值，也就可求得鏡片表面的度數。如一個球面鏡片的前表面屈光度（$F1$）為 + 6.00D，後表面屈光度（$F2$）為 −4.00D，則這一個鏡片的度數為 $F1-F2 = + 2.00D$。

然而，並不是所有的鏡片都是球面鏡片，因此測量鏡片的曲率時，必須分別從幾個子午線方向測量。將測量表的中間腳輕輕的放在鏡片的光學中心處，並將量表與鏡片的表面相垂直（如下圖）。

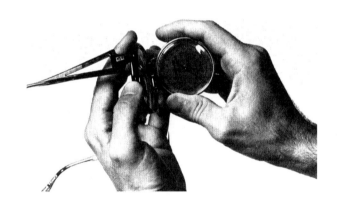

在保持三只腳都與鏡片表面相接觸的同時轉動測量表。轉儀表的時候，如果刻度盤上的指針沒有轉動，表示這個鏡片表面是球面。屈光度就顯示在刻度盤上。

如果儀表上的指針轉動，這表示這個鏡片表面是彎曲度相同的散光鏡片。量出在鏡片表面指針所指的最大值和最小值，這就是鏡片表面的散光度數。

用鏡片測度表測量鏡片屈光度

我們可以用鏡片測度表（有時也稱鏡片表）來測量鏡片的曲率度數，這種手持的測度表直徑大約為2英吋，形狀為圓形，有兩只針腳固定，中間的指針可以伸縮。在

鏡片測度表的表面上有兩個同心的圓，測量鏡片凸表面的屈光度數時，需要看內圈上的黑數字表示，測量鏡片的凹表面時，需要看外面一圈的紅數字。鏡片測量表拿的方向，必須和鏡片的測量面垂直。

如果測量表在鏡片的表面轉動時，表的指針沒有移動，這表示鏡片是球鏡（沒有散光成分），將鏡片前後兩個表面上所測得的讀數，以算術的方式相加，這就是鏡片的近似屈光度（以這種方式得到的值，並沒有考慮到鏡片的厚度）。

測量表轉動時，如果指針移動，這表示鏡片的表面有曲率的差異是複曲式鏡面，散光的度數是最大的讀數和最小的讀數之間的差值。如果指針從 + 7.00D變化到 + 9.00D後，又回到7.00D，這表示散光度數是2.00D，如是測量鏡片的凸的表面，這表示是正散光型態製作的鏡片，如是測量鏡片的凹表面，則表示是負散光型態製作的度數。因為度數最大及最小兩者的軸度，在子午線上相差90°，所以測度表必須在相差90°的兩個方向，測得最大值和最小值，在決定處方度數時，將兩條主徑線的讀數和它各自對應的球鏡度數，以算術的方式相加。

例題：用測度表測鏡片凹表面，測得的讀數是球面−7.00D，在凸表面上測得的讀數在90°的徑線上是 + 7.00D，在180°的徑線上是 + 8.00D。因此，鏡片的度數為 Plano/+ 1.00×90。

從實際的角度來看，鏡片測度表只能用於確定鏡片表面的曲率以及確定是否為散光鏡片，通常配鏡師用這種儀器測量鏡片的曲率。如果他想描述同樣的鏡片設計，或是選擇其他參數的鏡片設計時，鏡片測度表的測量就特別重要，同時，它也可以用來檢測剛成型的樹脂鏡片當中的雙曲面效果。

鏡片測度表是以折射率為1.53的鏡片設計，如果是其他折射率的樹脂或玻璃鏡片，需要確定它的近似屈光力時，就必須用下列的公式轉換：

$F = R\{(n-1/c-1)\}$

F：鏡片的屈光度

R：鏡片測度表上的讀取值

n：鏡片的折射率

c：測度表設計標準的折射率

許多鏡片測量表是按折射率為1.530材質的鏡片設計，冕牌玻璃的折射率為1.523，因此，只要不是1.530材質的鏡片測得的結果只是一個大概的度數。這是因為在折射率方面有細微的差異，而且沒有考慮鏡片的厚度，因為鏡片的厚度也會對鏡片的度數造成影響。

鏡片測量表可以用於查已知度數鏡片的材料，如果從驗度儀測量鏡片的度數為$-10.00D$，鏡片前表面的測量讀取值F_1等於$+4.00D$，後表面的測量讀取值F_2等於$-14.00D$，兩讀數相加得$-10.00D$，和已知數相等，因此可以認定這種鏡片材料為冕牌玻璃。

如鏡片的度數為$-10.00D$，前表面的測量讀數F_1等於$+2.00D$，後表面的測量讀數F_2等於$-8.00D$，兩讀數相加結果為$-6.00D$，但是鏡片實際的度數為$-10.00D$，可見光線通過這種材料的鏡片，比冕牌玻璃的會聚能力更強。所以這種鏡片材料的折射率較高，折射率較高的鏡片材料，包括一些碳聚合樹脂、高折射率樹脂和高折射率玻璃鏡片。

鏡片表面的屈光力度數

屈光度考慮的是光線在這個界質面上發生折射的情況，也稱為面屈光度，因此，折射情形的認定會受到下列幾個因素的影響：

1. 鏡片材料的折射率。
2. 鏡片周圍媒介介質的折射率。
3. 鏡片表面的曲率半徑。

面屈光力度數可由製鏡者公式得出：

$$F_1 = \frac{(n' - n)}{r'}$$

用鏡片測度表測量未知鏡片的面屈光力度數。

用鏡片測度表測得的度數，需要將測得的值轉換為鏡片的面屈光力度數，這一點可以利用上述的製鏡者公式：

$$F_1（表測）=\frac{1.53-1}{r'}$$

$$r=0.53/F（表測）$$

而

$$F_1（新）=\frac{(n'-n)}{r'}$$

$$r=(n'-1)/F（新）$$

將兩個等式連列起來為

$$0.53/F（表測）=(n'-1)/F（新）$$

得出新材料的面屈光力度數為

$$F_1（新）=\frac{(n'-1)F（表測）}{0.53}$$

可知，只要知道鏡片材料的折射率，並將它代入到公式$(n'-1)/0.53$中，就可以獲得新材料的轉換係數。鏡片的面屈光力度數，即為鏡片測度表測得度數乘以轉換係數。

測量瞳孔距離、頂點距離

定　義

解剖學上的PD是一眼的瞳孔中央到另一眼的瞳孔中央之間的距離，這是以公釐（mm）測量。在訂製處方鏡片或甚至於執行視力檢查之前，必須先測量瞳孔之間的距離。

瞳孔測量儀

瞳孔距間的距離可以用種種方式測量，可以用特殊設計的儀器，也可以用瞳孔尺測量。使用瞳孔測量儀可以避免像是使用瞳距尺測量時，因為視線沒有平行而造成測量不準確的問題，而且也可以同時解決單眼或單眼弱視患者的測量問題。

有些瞳孔距離測量儀還有分隔裝置，可以容許兩只眼睛分開進行測量，特別是那些需兩眼要分開測量的斜視患者。所以那些只能兩眼瞳孔距離同時測量的儀器，在功能上就顯得受到限制。

一個設計良好的瞳孔距離測量儀，會像眼鏡架一樣很穩固地架在鼻樑上，被測者可以根據平時的配戴眼鏡的習慣，調整瞳孔距離測量儀的位置。這個位置測量的平面，和眼鏡的配戴平面很接近。

利用角膜反光點的瞳孔距離測量儀

有些瞳孔距離測量儀是以角膜的最凸點作為參考點，這是由於角膜會形成一個凸面鏡在受到小燈泡照射之後，會形成一個反光點，以這點作為參考點。瞳孔距離測量儀上設計一個鼻托，測量時，可以將鼻托靠鼻樑上，並且利用上面的前額托設計作為輔助。

測量時，請被檢者站在瞳孔距離測量儀的另一端，將鼻托靠到鼻樑上，前額托頂住前額。檢查者用一眼往瞳孔距離測量儀裡面看，這種設計的好處是：即使是檢查者只有一只眼睛有良好視力，也能進行測量。

在儀器內可以看到內置的燈投射在被檢者的角膜上所形成的反光點，將儀器中可移動的指針移至與反光點重合。這種測量方式，是以測定光線在角膜上形成反光點的客觀方法，而且可以避免由於檢查者位置改變所引起的視線偏差。另外，還可以測量近用的瞳孔距離，設定的近用觀看距離可以從35cm或40cm的近距離到無窮遠。

所謂視線，是固視物體和瞳孔中央所形成的連線。測量瞳孔距離的主要目的，是讓被檢者透過眼鏡看物體時，視線可以通過鏡片的光學中心抵達固視視標。角膜上所形成的反光點，位在角膜前表面彎曲中心垂直方向的延伸線上（瞳孔軸）。這一條延伸線和視線在瞳孔的位置，與實際位置成一個夾角，一般人為6°。角膜反光點的相對位置顯得比較偏往鼻側。因此這種方法測得的結果和用瞳孔中央定位的方法有微小的偏差。

也可以用反光式瞳孔距離測量儀，以瞳孔定位方法測量，只需將細絲樣的指針，移到瞳孔中央，而不是以調到角膜反光點的位置。角膜反光點的方法，可用在那些眼科檢查時，瞳孔被散大的患者做瞳距測量。

另外用瞳孔距離測量儀也可以用來測量頂點距離，讓被檢者戴著眼鏡，將瞳孔距離測量儀從側邊測量。

沒有瞳孔距離測量儀的時候，要測量瞳孔距離也可以利用角膜反光的方式測量。這只需用到一把直尺或附有鏡片的鏡架。測量方法需少許的變化。檢查者坐在被測者的前面較近的距離，將小手電筒直接對著他的眼睛或從稍偏下方的位置投射到眼睛。

被檢者可以順著燈光看著被檢者的眼睛，以燈光在角膜上形成的反光點代替瞳孔幾何中央作為參考點。

瞳孔間的距離可以用反光式瞳孔距離測量儀較準確地測量出。

測量瞳孔距離時，請按如下步驟：

1. 將瞳孔距離測量儀上面的固視距離，設定在無窮遠。
2. 將瞳孔距離測量儀的鼻托靠在被檢者的鼻樑上，前額靠在前額托。
3. 左右移動指針，直到指針對到角膜反光處。
4. 記下中央的讀數，這是瞳孔距離的總合。在中央刻度的下方或左右兩邊，又分別有兩個數據，這分別顯示出左、右眼到鼻托中央的單眼瞳孔距離。

如果碰到下面幾種狀況，除了上面兩眼的測試外，還需要用到測量單眼的瞳孔距離：

1. 左右眼單眼的瞳孔距離不一樣。
2. 處方度數大於±4.00D。
3. 兩眼屈光參差症。
4. 使用特殊的鏡片材料，如高折射率的玻璃或樹脂材料。
5. 多焦點鏡片。
6. 斜視患者。

可以用同樣的步驟測量近距離的瞳孔距離，只是在過程1.的部分，需要將固視距離調整至所需的近距離，一般近距離是設定為35到40cm。如果使用瞳孔距離測量儀測量斜視患者的遠近瞳孔距離時，必須分別測量單眼瞳孔距離。

前面提到，瞳孔距離測量儀也可以測頂點距離，檢查步驟如下：

1. 將選好的鏡架調整好，並將它戴在被檢者的臉上。
2. 檢查者將瞳孔距離測量儀從被檢者側面的方向看，移動瞳孔距離測量儀使固定指針和塑料鏡片的前表面切齊。
3. 將指針移動到和角膜前表面相切齊。
4. 從中央刻度下的刻度讀出距離（讀數A）。
5. 將讀數A減去塑料鏡片厚度，餘下的差值就是頂點距離。

瞳距尺

如果要用尺來測量遠用的瞳孔距離時，有好幾個參考點可以利用，如下頁的圖所示，每一對參考點之間的距離都等於看遠距離時的瞳孔距離。對那些活潑好動的小孩子，或者出現搖頭症狀的老人，可選用瞳孔的內、外邊緣作為參考點。對這些老人而言，測量時需要有人將他的頭部固定住，再測量瞳孔距離。

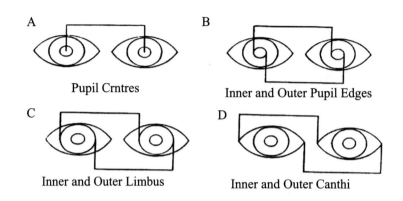

A Pupil Crntres

B Inner and Outer Pupil Edges

C Inner and Outer Limbus

D Inner and Outer Canthi

　　如果兩眼的瞳孔大小不一樣，也可以利用瞳孔內、外邊緣作為參考點，步驟如下：

1. 測右眼瞳孔外緣至左眼瞳孔內緣的距離（讀數A）。
2. 測右眼瞳孔內緣至左眼瞳孔外緣的距離（讀數B）。
3. 將讀數A和讀數B相加，再除以2，所得結果為瞳孔距離的值。

　　用尺來測單眼瞳距，步驟如下：

1. 以瞳孔中心為參考點，先用尺測出雙眼瞳距。
2. 接著將零刻度對著右眼的瞳孔中心，量出右眼的瞳孔中心到鼻樑中央的距離。這是右眼的單眼瞳距。
3. 將步驟1.的讀取值減去步驟2.的讀取值，就是左眼的單眼瞳孔距離。

　　用尺測量頂點距離，步驟如下：

1. 將選好並調整好的鏡架給配戴者戴上。
2. 從配戴者的側面看的同時，將尺上零的刻度和鏡片模板前表面對齊，固定好。
3. 往後延伸到和角膜前表面對齊的刻度，記為讀數A。
4. 將讀數A減去鏡片模板的厚度就是頂點距離。

　　用尺測量下列的重要內容：

1. 兩個鏡片光學中心之間的距離。
2. 瞳孔中心和鏡架邊的相對位置。
3. 鏡片光學中心和鏡架邊的相對位置。

尺和筆燈

也可以利用尺配合筆燈來測量瞳孔距離。測量近用瞳孔距離的具體過程和只用尺測量瞳孔距離的方式差不多，只是現在是以角膜反光點來作為參考點，而不是使用瞳孔中心、瞳孔內、外緣，角鞏內、外緣作為參考點。將筆燈放置在適當的位置，可以看到角膜上會出現反光點，兩眼出現的反光點之間的距離就是瞳孔距離。

PD尺測雙眼PD

1. 檢查者站在被檢者正前方40公分（16英吋）處。
2. 檢查者閉上右眼、打開左眼；要求被檢者固視在檢查者的左眼。
3. 將PD尺之0點，放在被檢者右眼之瞳孔中心處，（PD尺持續保持水平）。
4. 檢查者改閉左眼、打開右眼；要求被檢者固視在檢查者的右眼。
5. 讀取左眼瞳孔中心的讀數。
6. 檢查者再次閉上右眼、打開左眼；要求被檢者再次固視在檢查者的左眼。
7. 檢者檢查看尺上0點的位置，是否仍然在被檢者右眼瞳孔中心的位置。

＊不易找到瞳孔中心的人，可以測量瞳孔內、外側邊緣。

用PD尺測量單眼PD

1. 檢查者站在被檢者前面40公分（16英吋）的位置。
2. 檢者閉上右眼、打開左眼；要求被檢者固視在檢查者的左眼。
3. 將PD尺之0點調整到和被檢者右眼瞳孔中心處對齊，PD尺仍然保持水平。
4. 檢查者改閉左眼、打開右眼；要求被檢者固視在檢查者的右眼。
5. 讀取左眼瞳孔中心的讀數。

6. 檢者再次閉上右眼、打開左眼；再次要求被檢者固視在檢查者的左眼。

7. 檢查者檢查0點是否仍然和被檢者右眼之瞳孔中心對齊。

8. 記錄自右眼0點至鼻樑中心之讀數，此為右眼PD。

9. 將雙眼PD值減去右眼單眼PD值，則為左眼單眼PD。

用PD尺測量近用PD

1. 檢查者站在被檢者慣用之近用工作距離上（一般近距離是採用40cm遠）。

2. 檢查者將一眼（利眼）和被檢者鼻樑中心對齊，並將另一眼閉上。

3. 請被檢者固視在檢查者張開那眼。

4. 將PD尺之0點和被檢者右眼的瞳孔中心對齊。讀取時，一直讀取到和左眼瞳孔中心切齊的讀數。

頂點距離測量儀

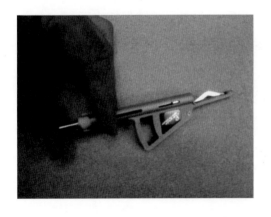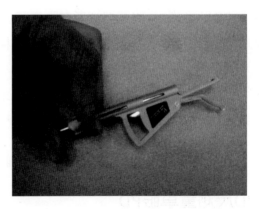

使用頂點距離測量儀測量頂點距離時，其步驟如下：

1. 將選好並且調整好的鏡架給被檢者戴上。

2. 將頂點距離測量儀輕輕的靠到閉著眼睛的眼瞼上。

3. 輕輕推動後面的活塞，使移動的腳接觸到眼鏡模板的後表面上。

4. 從刻度讀出讀數（讀數A）。

5. 假設眼瞼的厚度為1mm，則在測量結果A值再加上1mm，所得結果為頂點距離。

如果鏡框沒有眼鏡定型模板片，可以將一長紙帶直立的貼在鏡架邊的後表面，再按上述步驟進行，所要測的是眼瞼中央至紙帶後表面的距離。這種方法適用於負度數鏡片或中、低正度數鏡片；在高度正度數鏡片後面是一平面或近似平面，如果碰到這種情形，則將紙帶貼於鏡架邊的後表面，仍測眼瞼中央至紙帶後表面的距離。

厚度卡鉗使用

測厚鉗：測厚鉗是一種用來測量鏡片厚度的儀器，如右圖所示。

使用步驟如下：

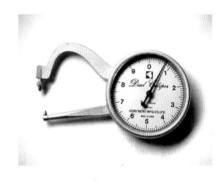

1. 先檢查卡鉗口閉合時所出現的指針是否指在零的位置。
2. 夾緊卡鉗以打開鉗口。
3. 將欲測量的鏡片位置，放在鉗口中央。
4. 慢慢將鉗口合上，使鉗口與鏡片的前後表面接觸。
5. 指針所指的就是鏡片上該位置的厚度，這裡所用的單位是公釐（mm）。
6. 記錄。

測厚鉗常用來測量負度數鏡片的光學中心的厚度，以及正度數鏡片離光學中心最遠點（鏡片邊緣）的厚度。上述的兩個位置，是鏡片最薄的位置。通過這樣的檢測，可以知道這個鏡片是否合乎標準，是太薄還是太厚。

如果鉗口合攏時，指針指的刻度讀數不是零，這表示這個測厚鉗需用調整。

第四章 鏡框

眼鏡腳

形　狀

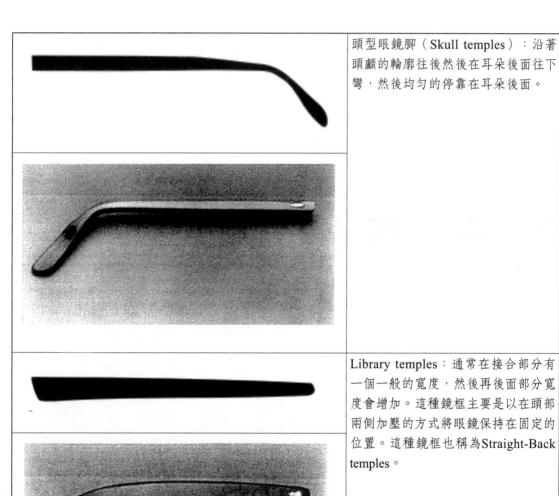

	頭型眼鏡腳（Skull temples）：沿著頭顱的輪廓往後然後在耳朵後面往下彎，然後均勻的停靠在耳朵後面。
	Library temples：通常在接合部分有一個一般的寬度，然後再後面部分寬度會增加。這種鏡框主要是以在頭部兩側加壓的方式將眼鏡保持在固定的位置。這種鏡框也稱為Straight-Back temples。

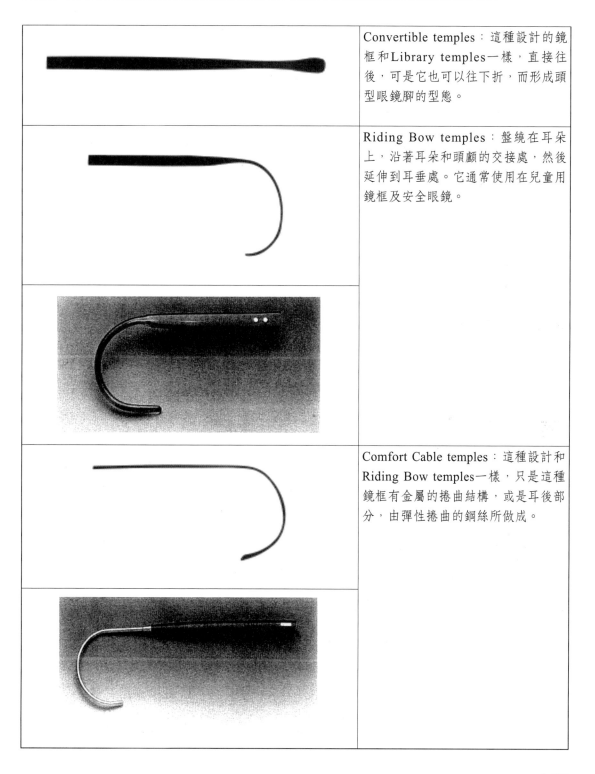

	Convertible temples：這種設計的鏡框和Library temples一樣，直接往後，可是它也可以往下折，而形成頭型眼鏡腳的型態。
	Riding Bow temples：盤繞在耳朵上，沿著耳朵和頭顱的交接處，然後延伸到耳垂處。它通常使用在兒童用鏡框及安全眼鏡。
	Comfort Cable temples：這種設計和Riding Bow temples一樣，只是這種鏡框有金屬的捲曲結構，或是耳後部分，由彈性捲曲的鋼絲所做成。

選擇鏡框

在為配戴者選擇鏡框時可以參考下列表格：

鏡框型態	適　合	不適合
Comfort Cable temples及Riding Bow temples	好動的人	斷斷續續配戴
Straight-Back temples	斷斷續續配戴	重量重的鏡片 鼻樑平行的人 鼻子塌的人 鏡框前沿的材質軟的鏡框
Skull temples	正常的每日配戴	特殊頭部姿勢的工作

眼鏡腳的長度

現在的眼鏡腳通常是以總長、全長、眼鏡腳長標記。通常是以公釐（mm）標示。眼鏡腳的長度可以用下列方式測量：

眼鏡腳的全長

眼鏡腳的總長可以從中間的螺絲孔中央量起，沿著眼鏡腳中央部分量，量到眼鏡腳的末端。換句話說，在量眼鏡腳總長的時候，除非眼鏡腳是直的，否則是沿著轉彎部分量，而不是以直線方式量。

Comfort Cable temples這種設計形式的鏡框是以總長的方式標示，而精確的測量方式是以抓著眼鏡腳的尖端，然後將眼鏡腳沿著尺伸展。

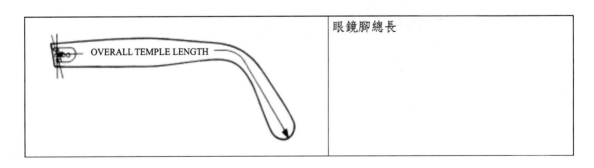

眼鏡腳總長

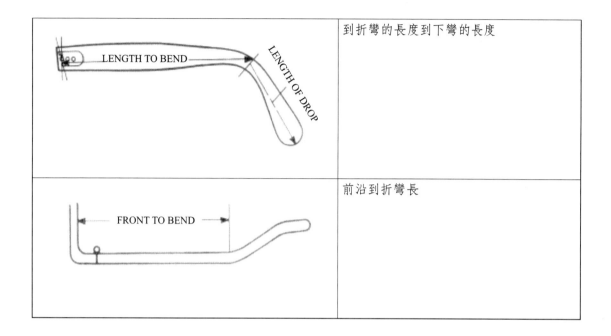

	到折彎的長度到下彎的長度
	前沿到折彎長

到轉彎的長度（length to bend）

　　一種年代比較久遠的測量眼鏡腳方式稱為到轉彎的長度（length to bend, LTB），這是從中間的螺絲孔中央量起，沿著眼鏡腳中央部分量，量到眼鏡腳的折彎的中間。而從折彎的中間到眼鏡腳尾端部分稱為到下彎的長度（length to drop）。

前沿到折彎長（front to bend）

　　如果從眼鏡前沿開始以後掠形的方式，伸展到頭兩邊，在眼鏡前沿到眼鏡腳實際作用的位置實際上有一段差距。在這種情況下，眼鏡腳的長度可以稱為前沿到折彎長（front to bend, FTB），這個長度會稍微比LTB長一些。

◖ 鼻 樑

　　鞍狀鼻樑（saddle bridge）：這種型態的鼻樑以一個平滑的弧度分隔得像馬鞍形狀，平順的沿著鼻子的兩邊，並且將鏡框的重量平均的分散到鼻子。

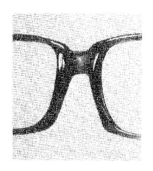 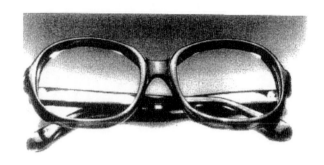

鞍狀鼻樑

鑰匙孔鼻樑（keyhole bridge）：這種型態的設計，上方不分就像老式的鑰匙孔並且依靠在鼻子兩邊，但在頂點部分並沒有與鼻子接觸。稍微往外成喇叭狀展開這種設計型態的鼻樑，大部分並沒有使用鼻墊來支撐鏡框。

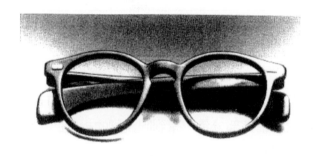 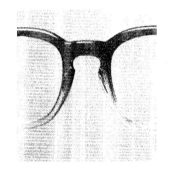

鑰匙孔鼻樑

鼻墊型鼻樑（pad-bridge）：鼻墊形鼻樑，鏡框上延伸出一支金屬的鼻墊臂，來固定鼻墊，用鼻墊單獨支撐整支眼鏡。

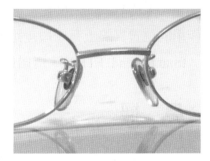

鼻墊型鼻樑

W-鼻樑（W-bridge）

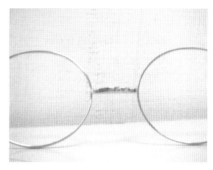

W-型鼻樑

修飾馬鞍型鼻樑（modify saddle bridge）

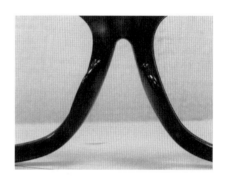

修飾馬鞍型鼻樑

鏡框各部位名稱

鏡框的作用是眼鏡當中，將光學鏡片維持在眼前適當位置。

眼鏡通常包括下列部分：鏡框前沿部分，它以一種方式維持住鏡片，以及眼鏡腳部分；它附屬在鏡框前沿部分往後延伸並鉤住耳朵或抱住頭顱，來將鏡片維持在固定的位置。眼鏡有時候並沒有眼鏡腳，它是以壓入到鼻子的旁邊的方式、附屬在另一支鏡框、或是以手拿的方式維持在固定的位置。

鏡框前沿（frame front）

在鏡框前沿上，位在兩個鏡片之間、停靠在鼻子上這個位置稱為鼻樑（bridge）。圍繞鏡片的部分稱為框緣（rim）。鏡框前沿最左邊及最右邊固定眼鏡腳的部分稱為尾端（endpiece）。而眼鏡腳是鎖在合葉（hinges）使它固定在鏡框前沿上。

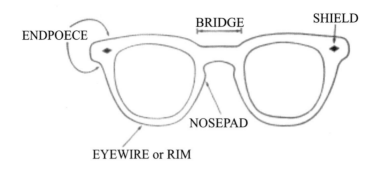

有些鏡框上有鼻墊（nose pad），它是一雙停靠在鼻子上、並支撐鏡框的塑膠墊子。它可能是直接附著在鏡框上或是以金屬部分連接，這個連接部分稱為防護臂（guard arms）或鼻墊臂（pad arms）。

眼鏡腳（Temple）

眼鏡腳上最接近並且附著在鏡框前沿的部分，稱為接合部分（butt portion）或接合尾端（butt end）。在眼鏡腳到第一次往下折彎位置，稱為折彎（bend）隨後它才通過耳朵。在眼鏡腳上，從接合部分到折彎的位置這一段稱為桿（shank）或軸（shaft），而從折彎位置起到耳朵後面稱為耳部分（ear），下折彎部分（bend-down portion），或盤繞（curl）。在眼鏡腳合葉上的孔稱為笥孔（dowel hole）。

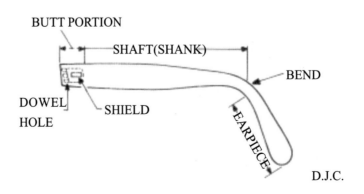

樹膠框鏡框前沿尾端和眼鏡腳接觸部分，有分成幾種設計方式：

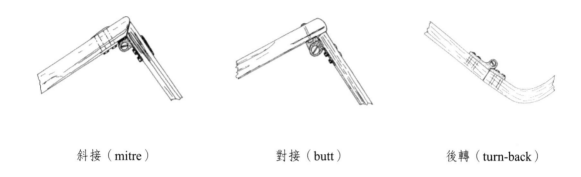

斜接（mitre） 　　　　對接（butt） 　　　　後轉（turn-back）

臉 形

對大多數的眼鏡從業人員而言，為客人選配一副眼鏡最重要的想法是「客人戴上這副眼鏡以後，是會更美觀，還是更難看？」你可以讓客人試戴店裡面的每一隻眼鏡做比較，但是一旦你有下列的觀念之後，可以省下許多寶貴的時間。

首先你要將客人的臉形、膚色做分類，然後才決定為客人選擇那一種形狀，及那一種顏色的鏡框。

為臉形選擇適當的鏡框

在為臉形選擇適當的鏡框有三個關鍵：

1. 鏡框的形狀必須和臉形成對比。
2. 鏡框的尺寸必須和臉的大小成比率。
3. 眼鏡必須強調你最好的個人特徵。

同時，由於臉部是由形狀及角度組合而成，臉部有七種基本的形狀：1.橢圓形的臉形形（oval）、矩形的臉形（oblong，長方形）、圓形的臉形（round）、方形的臉形（square）、三角形的臉形（triangular）、倒三角形的臉形（inverted triangular）、鑽石形的臉形（diamond）。

1. 橢圓形的臉形（oval）：橢圓形的臉形由於它的協調比例，被認為是最理想的臉形。為了保持這種臉形的自然協調，要尋找和臉部一樣寬（或比臉還寬）的鏡框，或是縱深不會太長或太窄的胡桃形鏡框。

2. 矩形的臉形（oblong，長方形）：這種臉形的長度比寬度還大，比一般的臉形還窄還長，臉部的兩邊比橢圓形的臉形還平行。為了使臉部看起來短一點而且更協調一點，選擇上到下縱深比較長一點的鏡框，或眼鏡腳有裝飾或對比的鏡框，使得臉部看起來比較寬，或鼻樑比較低的鏡框使鼻子看起來短一點。

3. 圓形的臉形（round）：比橢圓形的臉形還圓。圓形臉的臉部寬度及長度有相同的比率曲線是圓形而且沒有角度。為了使臉形看起來窄一點，長一點，試用角度狹窄的鏡框，來使臉部看起來比較長一些，鼻樑比較亮一點的使眼睛看起來寬一點，鏡片部分及鏡框部分寬一些比縱身的好，像是矩形的鏡框。

4. 方形的臉形（square）：臉部的兩邊比橢圓形的臉形還平行，而且臉部的形狀比一般還寬，還短。方型臉明顯的下顎線及寬闊的額頭，同時寬度及長度有相同的比率。為了使方形臉看起來長一點，就是角度柔和一點，試著使用窄一些的鏡框形狀，寬度比縱深長一點的鏡框，即窄橢圓形。

5. 三角形的臉形（triangular）：臉部的形狀成底部在下方的三角形，這種臉形額頭部位比較窄，臉頰及下巴的部位比較寬。為了使臉部上面三分之一較窄部位達到加寬及凸顯效果，試著使用上半部著重在顏色的鏡框，如「貓眼」形的鏡框。

6. 倒三角形的臉形（inverted triangular）：臉部的形狀成底部在上方的三角形。這種臉形臉部上面三分之一部分比下面三分之一部分寬。為了使臉部的上半部看起來寬一點，試著使用下面部分比較寬的鏡框、比較明亮的顏色或材質的鏡框、無框眼鏡。

7. 鑽石形的臉形（diamond）：臉部的中央部分，比臉部的上下位置還寬。這種臉形眼線及下顎線部位比較窄，頰骨通常比較高。這是最少、稀有的臉形。為了凸顯眼睛及下顎，試著使用眉毛現有特色，或無框或橢圓形或貓眼的鏡框。

為了幫助選擇鏡框的寬度及濃度，我們簡化了臉部的形狀並將其他的形狀歸類到下列五種：

1. 橢圓形的臉形被認為是最「標準」的臉形，所以幾乎可以配戴所有的鏡框，所以可以作為一般準則。
2. 矩形的臉形簡單的歸類為「長」臉形。
3. 圓形臉及方形臉兩種類型都歸類為「寬」臉形。
4. 三角形的臉形獨自歸類為一種。
5. 鑽石形的臉形是包含到倒三角形的臉形當中，因為這兩種類型使用相同的準則。

基本臉形	分配到的類型		裝配建議
橢圓形的臉形	標準		可以配戴大部分的鏡框設計
矩形的臉形	長臉	對比形狀	深色框眼鏡腳的附著位置比較低
圓形	寬臉		比較窄的鏡框
基底向下的三角形	基底向下三角形的臉形	對比形狀	深色或輪廓清晰比較適當
倒三角形	倒三角形的臉形		不突出的鏡框（金屬或無框）輕或中度重量的鏡框顏色比較淺，鏡片形狀比較圓，對女性而言，選擇比較精緻特徵的鏡框
鑽石形的臉形			

顏色分析

在顏色的分析也有三個重點：

1. 所有的人不是有暖色系（黃色系基礎）就是冷色系（藍色系基礎）。
2. 每一個人在他們本身的色系當中看起來最恰當。
3. 鏡框顏色必須配合個人的色系。

用來決定最好的顏色色調的主要因素是：皮膚、眼睛及頭髮的顏色。

皮　膚

在決定顏色的時候，皮膚的色調是主要的原色。所有的顏色分類成兩種顏色基礎當中的一種——藍色系或黃色系。冷色有藍色或粉紅的「次色調」，而暖顏色有「桃色及乳脂色」或黃色類型。

眼　睛

由於眼睛顏色變化很大，因此眼睛的顏色是決定顏色時候的第二個因素。例如，棕色可以從明亮蘋果酒色調（暖色系），變化到中間棕色，然後變化到幾乎是黑的冷色系。

頭　髮

頭髮的顏色也分類成為暖色系或冷色系。

鏡框顏色

一旦你確定出這個人是冷色系或是暖色系之後，然後你要選擇最適合的鏡框顏色。對於暖色系的人最好選擇淺黃褐色、土黃色、金色、紅銅色、桃色、橙色、珊瑚色、灰白色、紅色、暖青色、金黃色。對於冷色系而言，最好的鏡框色調是黑色、玫瑰棕、灰藍色、紫紅色、洋紅色、粉紅色、綠色、藍色及琥珀色。

影響臉部的長度

為了鏡框選擇的目的，我們會關心鏡框水平及垂直方向的尺寸、鏡框式圓形或是方形，以及鏡框面的顏色。

如眼鏡腳附著在鏡框面的位置比較高，在這條線以下的空間會比較大，以致臉形看起來會比較長。

如眼鏡腳附著在鏡框面的位置比較低，在這條線以下的空間會比較少，以致臉形看起來會比較短。

為了簡化，討論鏡框選擇可以分為兩種類型。第一種類型是關於鏡框的寬度及深

度（尺寸），以及要強調鏡框上面的部分，或是橫越整副鏡框。這些考量點全部和臉部的長度和寬度有關。第二種類型是討論關於鏡框形狀的稜角或圓度，是否和臉部的稜角或圓度及眉毛吻合。

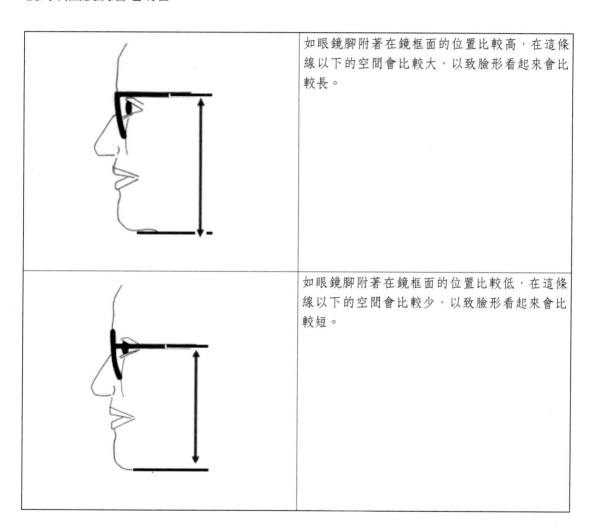

| | 如眼鏡腳附著在鏡框面的位置比較高，在這條線以下的空間會比較大，以致臉形看起來會比較長。 |
| | 如眼鏡腳附著在鏡框面的位置比較低，在這條線以下的空間會比較少，以致臉形看起來會比較短。 |

漸近多焦點鏡片選擇鏡框

	錯誤
	錯誤
	良好
	最好

為高負度數患者選擇鏡框

使　用	避　免
選擇較小的鏡片尺寸	大的鏡片
圓角	方角
小的鏡片尺寸，大的鼻樑尺寸	過度偏心
如果比較注重重量使用樹脂鏡片	

使　用	避　免
如果比較注重厚度要使用 高折射率的玻璃鏡片 PC鏡片 高折射率的樹脂鏡片	冕玻璃鏡片
使斜角平坦或是包覆斜角 拋光，或拋光並且包覆邊緣	40度的V型斜角
塑膠框時使用較厚的鏡框邊緣	使用較細的鏡框邊緣，除非包覆鏡片邊緣，拋光，抗反射鍍膜
抗反射鍍膜或稍微染色	鏡框超出患者的頭部邊緣
非球面鏡片	平坦，前彎沒有鍍膜

對於高度數而言，由外面觀看配戴者時，會使配戴者的臉部影像縮小。這會使得這個位置和臉部其他部位比較時，會看起來比較窄。

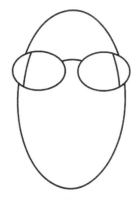

鏡框選擇

材　質

太陽眼鏡鏡框材質繁多，設計師在設計造型時會採用不同的材質搭配，營造出不同的風格，要特別注意的是，有些人對於特定的金屬材質會產生過敏現象，因此在購買太陽眼鏡時，儘量選擇鏡腳末端接觸皮膚處，有包覆非金屬材質者為佳。

鏡框規格辨識方式及代表意義

大多數的眼鏡在鏡腳上會有一組編號 $A \square B–C$（參考下頁），上面是代表眼鏡各部分的尺寸，A 是鏡片的寬度，B 是鼻樑之間的距離，C 是鏡腳長度，$\square$表示是依據方框鏡框標示系統標示。我們可以依自己的臉形大小，選擇適合的尺寸。尺寸選擇要領是：臉形較大的人，要儘量挑選較大的尺寸。

54　□　18　140

現在的鏡框都會標示出它的型號、鏡片尺寸、DBL、及眼鏡腳長度。更早以前軋製金箔（rolled gold）的眼鏡框，也標示出鏡框上所含的金箔成分。

鏡片尺寸及鏡片之間的尺寸DBL

如果在鏡框上看到標示著50□20，這表示鏡片尺寸為50mm，而鏡片之間的尺寸DBL為20mm。數字之間的正方形，表示這是以方框鏡框標示法（boxing method）來標示；這個小正方形同時也有將兩個數字隔開以避免混淆的作用。鏡片尺寸及鏡片之間的尺寸DBL，也有人簡單的標示為50-20或是50/20。

防護用鏡框上的標記

American National Standards Institute（ANSI）規定，如果這副框可以作為防護用的眼鏡框，必須鏡框前沿及左右眼鏡腳上面印上「Z87」、製造廠商名稱或標記。如果一副眼鏡雖然有安全鏡片，但是在鏡框上沒有印上「Z87」，則這副眼鏡不是防護用的鏡框。

鏡框造型與臉形的搭配

由於東方人的輪廓與西方人不同，因此有些造型比較流線弧度大的眼鏡並不適合東方人配戴，如果您的輪廓是較平的類型，應該選擇鏡面弧度較平的眼鏡配戴。如果五官輪廓比較深，大弧度的眼鏡可以令您更帥氣。

在鏡片外形與臉形的搭配上，可以方形鏡片來配圓臉，圓形鏡片來配方臉，來達到修飾臉形的效果。

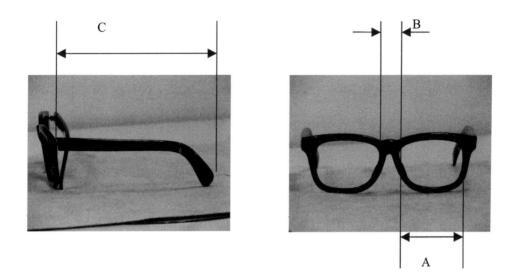

在塑膠鏡框安裝鏡片

鏡框加熱

在鏡片裝入塑膠鏡框之前，需要先將鏡框加熱，鏡框受熱之後會向外膨脹，鏡片框的形狀會變大，這樣鏡片在裝框就比較容易。加熱時，要使鏡框保持均勻受熱，特別是使用熱空氣加熱時，需要不斷移動鏡框，使鏡框的前後表面，都能夠受到相同的熱度。在開始加熱前，要注意一下鏡片邊緣的弧度和鏡框的弧度是否吻合，通常鏡片邊緣的弧度要比鏡框的弧度還要大，加熱時需要調整鏡框上下緣的弧度，使它符合到鏡片邊緣的弧度，這樣可以更容易將鏡片安裝到鏡框上。

鏡片的裝上

第一種方法：先將鏡片的外緣（顳側）塞入鏡框的相應部分，將拇指放在鏡片邊緣的表面，食指頂住鏡框的內側邊，食指和拇指同時用力將鏡片輕輕按進鏡框中。

第二種方法：先將鏡片的上外側塞進鏡片槽，接著是鏡片的內上側，這樣鏡片的上邊整個進入鏡片槽，然後將鏡片的外下側壓進鏡片槽，最後用拇指和食指將鏡片的

內下角壓進鏡框。

可以選擇從鏡框的前面或後面裝上鏡片，當前的鏡架設計使得從前面安裝鏡片很方便，相對而言，從後面安裝也很方便，這樣即使在安裝過程中不幸遺留下的痕跡，也會留在鏡框的後面而不易被察覺到。在安裝的過程中，如果鏡架已經冷卻而需重新安裝時，應該重新將鏡片整個拿下，然後再重複上述的步驟，所以操作時動作必須非常熟練。

如果鏡框相對比較大或鏡片做得相對比較小時，可以先將鏡片取下，將整個鏡架加熱後立刻放進足夠冷的水中，鏡架遇冷急速收縮後，形狀將會比原來的形狀還要小一些，如果鏡框還是太大，可以重複進行第二次、第三次，但一般鏡框重複經過這樣的過程三次以後，縮小的效果就不好。

檢測鏡片位置

當鏡片裝上鏡片框後需檢查鏡片是否完全在鏡框的溝槽裡面、鏡框邊是否平整、鏡框邊緣是否扭曲，如果出現上述情形就需要在該位置再加熱，再用手指將其調整正位，或是先將鏡片取下後再進行調整。如果鏡片角度的位置不正需要調整時，可以利用鏡片旋轉鉗，用左手握住鏡框，讓鏡框的上緣對著手掌心，中指、食指、拇指握住鏡框角的位置，其他的手指握住鏡樑，然後將鏡片旋轉鉗夾牢鏡片向一定的方向旋轉至適當的位置。請注意，如果是用鹽鍋進行加熱，需在鏡片旋轉鉗夾鏡片時檢查一下兩者的接觸面上是否殘留鹽粒在鏡框上，需要將殘留物清除乾淨後再裝框。

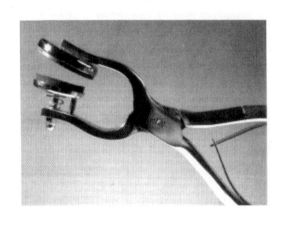
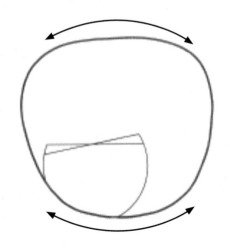

雙光鏡片位置的檢測

　　一般雙光鏡片子片的頂部必須呈現是一直線，這樣會更容易檢測，當兩個鏡片都裝到鏡框上後，兩眼子片頂邊的高度應該在同一條水平線上。如果鏡片的位置有一側歪斜時，這側的子片的頂邊與水平線會形成一個夾角，這時需要重新進行裝片或進行調整。有些鏡片子片的形狀是圓形，它的定位可以選用子片鼻側與鏡框邊的交點作為參考點，如兩個參考點不對稱，這就要考慮到鏡片是否旋轉，並重新調整。另外含有散光成分的鏡片，可透過驗度儀測量散光的軸度，檢驗鏡片角度是否旋轉。

鏡片的取卸

　　要將鏡片從鏡框上面取下，也需要把鏡框加熱，將拇指按在鏡片的內下角，食指頂住鏡框邊緣，如果手會感覺到燙可以在手上墊上一塊布片以防手燙傷，拇指向一個方向推，而食指用力的方向相反，小心地將鏡片取出。

　　將鏡片裝到半框眼鏡：

1. 鏡片需從鼻側上角開始插入，一旦鏡片需從鼻側上角插入，鏡片剩下的部分就可以輕易的沿著上框緣裝入。
2. 要將尼龍線穿入鏡片溝槽，必須從耳側開始裝入，線要在鏡片前表面，然後沿著鏡片往鼻側拉。
3. 測試尼龍線的緊度，在尼龍線下方中央部分滑動塑膠帶子均勻的拉扯，如上頁右圖尼龍繩可以延伸，但在鏡片與尼龍線之間其空隙長度不得超過1.0mm。

鏡架的校正和調整

　　一般的校正的順序為鏡樑、鏡框角和鏡腳。

鏡樑的校正

1. 水平校正：鏡樑的上沿應該相對平行，兩鏡框角到鏡樑中央的距離應該相等，如果不相等，應該用手輕輕地握住兩個鏡框，慢慢將其扳轉至合適位置。

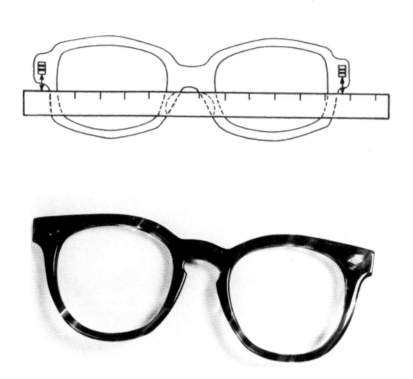

2. 垂直校正（四點接觸法）：校正時將直尺的邊緣橫著置於眼鏡架的後面，鼻托的
   下邊，直尺和鏡架接觸於四個部位，鏡樑部位兩個點、鏡框邊兩個點。

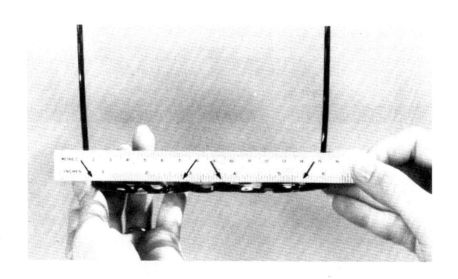

有些鏡架由於設計成正面突出的形式（中央稍往前凸），只會形成兩個接觸點，這兩個點是直尺和鏡框耳側邊的接觸點，而鏡框的鼻側邊和直尺雖然沒有接觸，但鏡框中央部分和直尺之間的距離要相等。

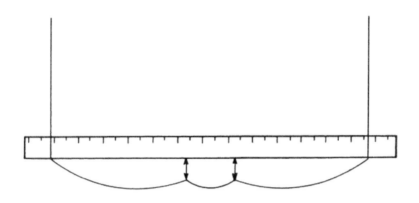

3. X－形（x－ing）：當鏡架垂直方向上未校正好時，鏡框在鏡樑處有變形，從側面看時，兩鏡框平面相互交叉成X－形。

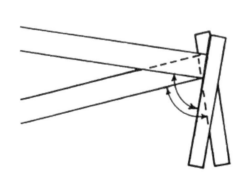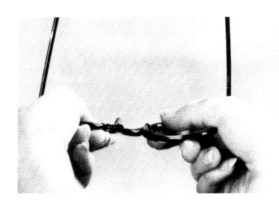

4. 平面偏移：有些鏡框沒有X－形變形，兩鏡框平面也是平行的，但一個鏡片在前面另一個鏡片在後，這樣鏡架也需用手進行扳正。

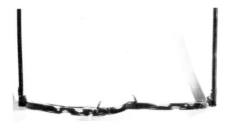 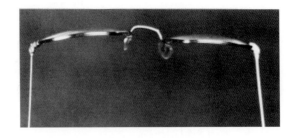

5. 鏡腳校正：鏡腳與鏡框平面的夾角稱為鏡腳外展角，最合適的外展角是94°至95°。如果角度超過95°時，就應該調整。鏡框傾斜角一般為5°至18°。

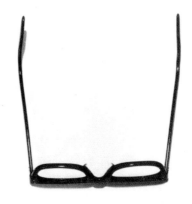

6. 鏡腳折疊角：看兩鏡腳是否平行，一般允許有少量的夾角並且兩鏡腳交叉相互對稱。

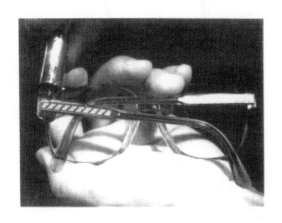

認知測試中鏡架調整歸類要項

1. 當鏡面出現高低情形時：若右眼高、左眼低；則將右眼腳架往上調，而左眼腳架往下調。

2. 當鏡架鼻樑（鼻墊）高低或前後時：

   高低時：將鼻樑（鼻墊）左右調平行、對稱。

   前後時：若鼻墊右眼前、而左眼後（靠臉）；則將靠臉處往上拉再往內調整。

3. 當鼻墊與鼻樑接觸面有空隙或在鼻子留下印痕：

   這表示鼻墊處一前一後所造成，就將鏡腳有留印痕（太緊）的地方往外調。

   例如：右眼比較受到壓迫、左眼鬆將比較鬆的左邊鼻墊拉高（調離開眼鏡面）、
   　　　而右眼調高（調靠近眼鏡面）。

4. 若戴上鏡架偏低或偏高：

   如果眼鏡面偏低：將鼻墊往眼鏡面下方調、並往鼻墊處往外調。

   如果眼鏡面偏高：將鼻墊往眼鏡面上方調、並往鼻墊處內調。

5. 當鏡腳折疊在一起時，眼鏡腳有一邊高，有一邊低時：

   例如：右邊的眼鏡腳比較高、左邊的眼鏡腳比較低
   　　　將右眼高往下調。

調整鼻托

1. 鼻托應位在鼻樑脊一半，眼內角的位置。

2. 當頭抬起時，鼻托的長徑方向應該與地面垂直。

3. 鼻托墊的整個面是否都貼在鼻樑上，可以輕輕地將鏡架抬起觀察鼻托墊的平面是否和鼻樑的相貼面吻合，位置的不恰當都會造成鼻樑上單邊受到壓迫，以致在鼻樑上留下壓痕。

   以上問題，調整方式如下：

1. 鼻托的下邊偏內，則扳動鼻托臂的底端，改變鼻托的前角。
2. 鼻托的上邊偏內，則扳動鼻托臂的近墊端，改變鼻托的前角。
3. 鼻托的前後邊有偏位，則調整鼻托的外展角。
4. 鼻托的位置出現傾斜不再垂直時，調整鼻托的垂直角。
   (1)前角：從前面觀，鼻子的一側邊偏離垂直線的角度。
   (2)展角：從上面觀，鼻子的一側邊與鼻樑中分線形成的角度。

鏡片完工操作程序流程如下：

1. 鏡片用驗度儀測出打點，分別在鏡片上寫上R、L。
2. 量取鏡框PD。
3. 依處方看右眼PD多少來決定是否需移中心；例如：框架PD為70mm，處方PD為66mm，則70−66＝4÷2＝2（表示R、L分別需要位移2mm）
   模片與鏡片比一下。
4. 將測好的右眼鏡片R放在定中心機上，然後將鏡片往右邊移2mm，用吸盤吸住鏡片再用手壓緊，然後換左鏡片做相同的程序，唯一不同的是鏡片要往左邊位移2mm。
5. 將模板裝上右邊及右眼鏡片裝入磨片機內，鎖緊調整鏡片研磨機上的尺寸大小，看鏡片是否有對準在鑽石砂輪的研磨範圍內，如果沒有，則使用「←」及「→」鍵調整，直到鏡片在鑽石砂輪的研磨範圍內；輕輕地蓋上蓋子，就可以開始研磨了。
6. 當鏡片磨完之後，取出鏡片，直接將鏡片的前後表面倒角（要先溼潤鑽石砂輪機上的鑽石砂輪）。
7. 取鏡框及R鏡片，先將鏡片及鏡片做比對，如果形狀大小合適，就在烘烤機上烘烤鏡框（在烘之前，鏡框及鏡片要擦乾，同時暫時不可以將吸盤拆下）。
8. 烘鏡架將鏡片裝入，再把吸盤拆下。
9. 左眼以相同的程序製作。
10. 鏡框完成後，再到驗度儀上測量處方確認鏡片的度數、散光軸度、PD、鏡片中心位置的高低。

指導剛裝配雙光鏡片的配戴者如何配戴

對於一位剛裝配多焦點鏡片的人而言，這是一個完全新的體驗。所產生的問題可以由於提早告知患者而避免。

由於正度數所產生的放大效果，配戴者透過雙光部分來看的時候，預期物體影像會放大，由於呈現得比較大會造成這些物體比較近的印象。邊欄看起來比實際還高，在透過雙光加入度部分看樓梯時，變得非常危險。經過一段時間的適應之後，關於放大效果、距離的判斷、臺階高度、邊欄依此類推會恢復原來的狀況。

這些新的雙光鏡片配戴者，會從已經建立完整的習慣中感受到其差異性，而裝配者必須向他／她解釋需要做必要的調整來補償它的差異性。例如，在配戴雙光鏡片以前，應該：

1. 將頭保持直立，而直接將眼睛下降看過鏡片較低的部分就可以看到地板。
2. 看書時，將眼睛保持在鏡片中央，低頭收下巴就可以閱讀。

在正確使用雙光鏡片時：

1. 看地板時，必須要低頭收下巴，將眼睛保持在鏡片中央，才可以看到地板。
2. 看書時，必須將頭部保持直立，而直接將眼睛下降看過鏡片較低的部分就可以閱讀。

這些和配戴者已經建立的習慣相互矛盾，需要一段時間的適應，而配戴者提前了解到這些光學上及姿勢上的變化，可以更容易的掌握這些需要的新反應。

鏡架的校正和調整

標準校正

　　標準校正是一種普遍化的鏡架規格，不是針對個人而言，而是對與將要配到的臉形的種類而言的，剛製作好的鏡架並不能馬上就可以配戴，而需根據相應的臉形的物理特性進行校正。因為鏡架一個部位的改變也會引起其他部位的改變，如鏡樑的校正會同時引起兩鏡腳相對位置的變化，所以一般的校正的順序為鏡樑、鏡框角和鏡腳，這樣減少反覆校正的時間。以下以樹脂鏡架為例，介紹鏡架校正的過程。

鏡架的加熱

　　鏡架在校正之前需進行加熱，根據需校正的部位分別進行加熱，而不是整個鏡架一塊加熱。加熱的方法可有熱空氣法和鹽鍋法，所謂的鹽鍋是裝有加熱的鹽粒或玻璃珠的平底鍋，但這種方法容易在鏡架的表面留下痕跡，較理想的方法是熱空氣法。如果鏡架的材料允許，鹽鍋的加熱方法不失為一種快速而有效的方法，請注意用鹽鍋加熱時，首先應攪拌鍋中的鹽以使受熱均勻，鏡架的加熱部分應置於表鹽層表面的下方並與表面保持平行，加熱時要不斷地移動鏡架以免局部溫度過高，過高溫度會在鏡架的表面留下凹痕或破壞鏡架的拋光面。

　　用熱空氣法加熱時也需不斷地轉動鏡架，以免受熱不均勻，另一值得注意的問題是鏡片的鍍膜特別不耐熱，加熱後會影響其持久性和牢固性，所以鏡架加熱時最好避免碰到鏡片。

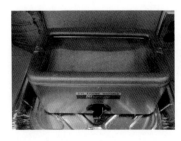 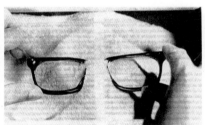 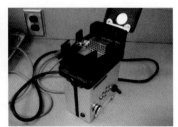

鏡樑的校正

　　鏡樑的校正是關鍵的一步，它會影響整個鏡框平面的位置，加熱時攪拌鹽層將其堆成中間高兩邊低的金字塔形，將鏡樑放於鹽層的最上端加熱，並不斷地移動鏡架，校正的具體方法如下：

1. 水平校正：鏡樑的上平面應是相對平行的，兩鏡框角到鏡樑中央的距離應是相等的，用手輕輕地握住鏡框將其扳轉至合適位置。

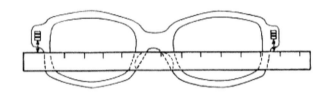

2. 垂直校正（四點接觸法）：校對時將直尺的邊緣橫著置於眼鏡架的後面，鼻托的下邊，直尺和鏡架接觸於四個部位：鏡樑上的兩點、鏡框邊的兩個點。有些鏡架由於較大又要和臉形相吻合，所以設計凸面形式（即鏡架中央稍向前凸），測量時就只有兩個接觸點，這兩個點是直尺和鏡框邊的接觸點，而鏡框的鼻側邊和直尺雖然不接觸，但和直尺的距離是一致的。

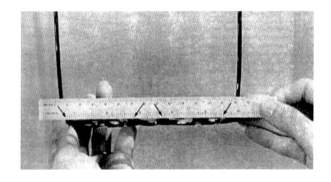

3. X-型：當鏡架垂直方向上未校正好時，鏡框在鏡樑處有變形，從側面看時，兩鏡框平面相互交叉成X-型。X-型的鏡架的鏡腳很難校正至平行，所以反覆校正鏡

腳無效時應檢測是否存在X−型，校正的方法仍舊是用手進行扳轉至合適位置。

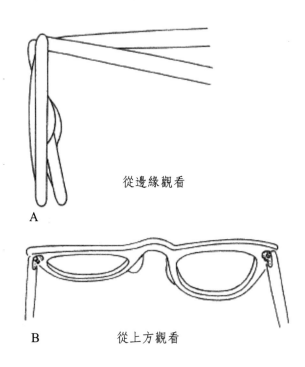

從邊緣觀看

A

從上方觀看

B

4. 平面偏移：還有一些鏡框沒X−型變形，兩鏡框的平面也是平行的，但一個鏡片平面在前面，另一個鏡片平面在後，這樣的鏡架也需用手進行扳正。

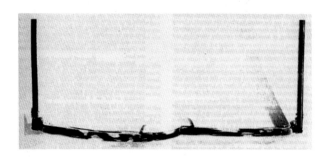

鏡腳的校正

當鏡樑的水平和垂直校正完成後，就可以進行鏡腳的校正了，首先應保證鏡腳樑的筆直無彎曲變形，再調整鏡腳的外展。

鏡腳完全展開時，鏡腳與鏡框平面的夾角稱為鏡腳外展角，合適的外展角是94°至95°角，當超過95°時就應進行調整，但首先有個原則：鏡框角是否彎曲至合適的位置，如沒有則需先進行鏡框角的校正。校正的方法如下：

1. 運用拇指：在鏡框角加熱後，用拇指將鏡框角往後面壓，如果鏡框前面有金屬部分，要先墊上布片以防燙傷。

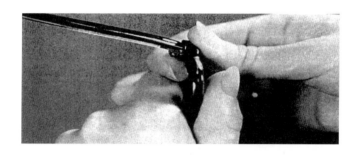

2. 運用桌面：加熱鏡框角，用雙手握住鏡框，將鏡框角壓靠在桌面上，這種方法適於那些鏡框角較外凸的鏡架。

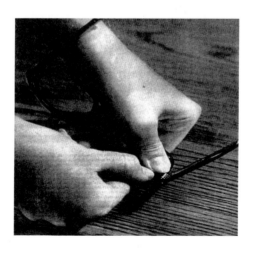

3. 彎曲鏡框和鏡框角：當上述方法無法奏效時，先將鏡片取下，再將鏡框和鏡框角一塊進行扳轉彎曲。

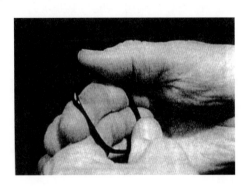

4. 調整鏡腳：當上面的方法無法奏效時，用相應的調整鉗夾住鏡腳粗端靠近接頭的位置，將鏡腳向裡面彎曲。

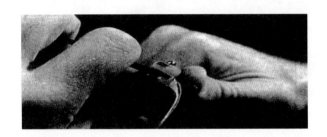

5. 按頭的調整：另一種方法是將接頭往鏡框裡嵌的深一些，這個過程相對較複雜。

　　如果鏡腳的外展角小時，即鏡腳外展不充分，可以用銼刀將鏡腳粗端近接頭處銼平一些，注意別將鏡框角近鏡腳處銼平，因為下次置換新的鏡腳時可能造成更大的外展角。

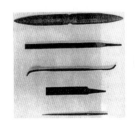
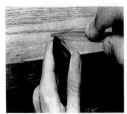
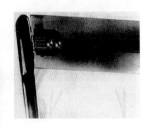
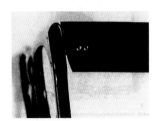

鏡腳平行

從鏡架的側面看時,兩鏡腳和鏡框平面的夾角應是相等的,鏡腳和鏡框平面垂直線的夾角稱為鏡框傾斜角,也表示將鏡腳展開並保持水平時,眼鏡框偏離垂直方向的角度。檢測時將鏡架的鏡腳完全展開倒置在一個平面上,觀察兩鏡腳是否與平面相接觸,再觀察另一鏡腳是否翹起或有晃動,如果有則需進行校正,這個試驗稱為平面接觸試驗。

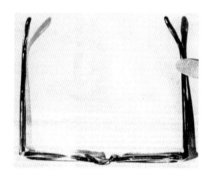

造成鏡腳沒有平行的原因有:

1. 鏡框角的位置不正,可以加熱後再作調整。
2. 按頭的位置不正或接頭的鉚釘鬆掉、破裂,需重新調整按頭。
3. 鏡腳樑本身的歪斜,加熱後用手將鏡腳樑扳直。

鏡腳頭的校正

完成上述校正後,接著需進行的是鏡腳頭即鏡腳下彎的部分,從側面看時,兩鏡腳頭的彎曲的程度應該一致,從正面看時,應稍稍轉向內面使鏡框和頭形相吻合。

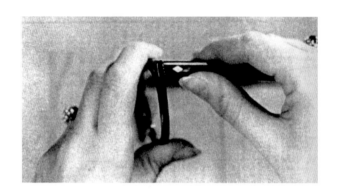

鏡腳折疊角

鏡腳的校正的最後一步是將鏡腳完全折疊，看兩鏡腳是否重疊在一起，一般允許有少量的夾角並且兩鏡腳交叉互相對稱，以便能很方便地放入鏡盒中。

金屬鏡架的標準調整的原理和樹脂鏡架的調整是一樣的，只是調整的方法不同而已，只有當金屬外包繞塑膠部分時才需要進行加熱，一般用手或調整鉗進行調整，注意調整鉗外需有保護墊以免劃傷或損壞鏡架表面的拋光面。請按塑膠鏡架的標準進行校正，所有的校正完成後再將鏡架和鏡片清洗乾淨放入鏡盒或展示臺。

如何為特殊配戴者調整金屬、樹脂、無框或半框鏡架。

配戴者對眼鏡的配戴舒適的滿意程度是很重要的，即使是處方有少許的偏差，而眼鏡配戴很舒適，配戴者可以容忍，而即使鏡片處方很準確，但鏡架戴著不舒適，則配戴者會出現抱怨。

即使是標準校正的鏡架，也需按照配戴者個體的情況進行適當的調整。

1. 鏡架的鏡腳外展角對配戴的舒適程度是至關重要的，鏡腳太寬會使得鏡架很容易滑落，並使眼鏡的重量落在耳根處引起病人的不適，請按前述的標準校正中的方法調整，減少鏡腳外展角。當外展角較小使得鏡架很緊，兩側的鏡腳樑會壓迫頭部兩側而引起不適，同時會造成鏡架向前滑，鏡架鼻托的位置落在鼻樑的較下方，這種情況需加大鏡腳的外展角，採用的措施可以銼刀將鏡腳的粗頭端銼平一些。除了眼鏡本身的因素外，一些配戴者的頭部本身就有一邊寬一邊窄，這種情況即使兩鏡腳的外展角是一樣時，也會造成鏡框平面的歪斜，兩鏡片的頂點距會

不相同，即兩鏡片一前一後，而鏡架的重量落於一側多一些，引起一側鼻樑和耳根的過多受力，甚至會紅腫。

看兩鏡片的頂點距是否相等是一種較簡便的檢測方法，引起的因素有：(1)兩鏡腳的外展不相同，(2)配戴者的頭部左右不相等。如有這種情況出現，必須先檢查兩鏡腳的外展角，分別調整左右的兩條鏡腳以與頭形相吻合。

鏡腳的長度應與耳朵的位置相適應，決定鏡腳長短的方法如下：將鏡架給配戴者戴上，如鏡腳的彎曲部分在耳朵的前面，則表示這側的鏡腳過短，需要重新進行調整。

2. 鏡腳調整好後可以進行鏡框的調整，首先看鏡框前傾角是否適合，一般鏡框的前傾角為5°～18°，鏡片既不會觸及眉毛也不會觸及面頰，選擇這樣的傾斜角是因為在行走時視線並不是水平的，而是偏向地面，這樣的傾斜角有利於病人的視線通過鏡片的光學中心，並且從側面看時也有利於美觀。

即使是已經標準校正鏡架給配戴者配戴，眼鏡看起來也是歪斜，就要考慮下列因素：

(1)鏡框和兩鏡腳的成角是否一致或者兩接頭與鏡腳的吻合角是否一致。

(2)鏡腳本身是否變形。

(3)鏡樑是否歪斜。

(4)兩耳與鏡框的距離是否一致（當兩耳位置有一前一後而鏡腳的長度一樣，這樣會造成鏡腳彎到耳根不同的位置，使得鏡腳的架在耳根上的高度不一樣，有些人的兩耳的位置也有高低）。

3. 以上調好後，需調整鏡架的高度，目的是使視線能很好的通過鏡片的光學中心並且保持美觀，一般要求鏡架的上緣剛好在眉毛的位置，雙光鏡和漸近多焦點的鏡片對於鏡架高度的要求還要嚴格。

4. 一些鏡架的鏡片間距相對配戴者的瞳距過寬或過窄，這時有幾種方法進行調整，以下以塑膠鏡架為例：

(1)使用調整鉗：將鏡樑加熱後使用特殊製作的加寬鉗或縮短鉗進行調整。

(2)使用微調螺桿：微調螺桿為不同粗細的木桿，加熱鏡樑後使鏡樑和相應的螺桿壓合，螺桿越細，所調的鏡樑的彎曲度越大，相應的鏡片間距就縮短了。

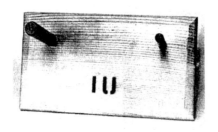
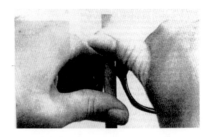

(3)徒手調整：加熱鏡樑後用手握住鏡框兩側，將鏡樑扭到適當的位置，注意用力要均勻，可以靠在身上操作以保持穩定。

(4)改製鏡架：可以置換不同規格的鼻托，甚至有些鏡架可以置換鏡樑，需鏡架的廠家提供相應配件。

5. 鼻托的調整：塑膠鏡架鼻托的位置是固定的，可以將鼻托加熱後調整兩鼻托平面的夾角，使其和配戴者鼻形的前角相吻合，置於鼻樑上時鼻托的整個面需和鼻樑相接觸。金屬鏡架的鼻托多是可調整的，首先需用調整鉗小心扳動托臂，使兩鼻托的距離和鼻樑的寬度相適合，在調整鼻托的展角與鼻樑的前角相吻合，必要時可根據配戴者的特殊情況置換鼻托或加上橡皮墊。

6. 頂點距的調整：鏡片的頂點距是指鏡片後表面到角膜表面的距離，或鏡片後頂點到臉平面的距離。一般要求鏡片的頂點距相對短點好，這樣與臉形的整體美觀效果較好，並且可以提供更大的視野，這裡指的視野是整個視野，而增加鏡框的傾斜角增大的是下方的視野。雙光鏡縮短頂點距可以增加子片上方的視野，這樣就不用將子片的位置設得很低，對於高度數的鏡片來說，合適的頂點距顯得很重要，稍微的改變都會影響視力。

7. 在完成以上步驟後請再檢查一次，核實上述的要求是否都作到了，發現不足需重新進行調整。

裝配三合一

　　裝配調整一副鏡框，可以將它認為配製成如下頁圖中的一個三角形，連接鼻樑，耳朵上方三個接觸點連接成一個三角形。當頭正直的時候，眼鏡三分之二的重量會落

在鼻子上，剩下的三分之一會落在耳朵上。當頭往前傾斜，眼鏡的重量會轉往耳朵。在library temple經常出現的問題是當頭往前傾的時候，眼鏡有可能會往下滑到鼻樑上；要解決這個問題就是必須增加頭部兩側眼鏡腳抱住頭部的壓力。

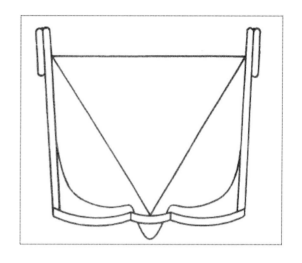

　　由於一副眼鏡重量大部分是由鼻樑承擔，通常在鼻子負載的部分最好有緩衝器（墊子）。在那些有可調整的鼻墊部位，必須確定整個鼻墊表面能夠接觸到鼻子。對那些鼻子比較敏感的人，鼻墊接觸部分可以用大型的鼻墊方式來增加。在為被檢者選擇塑膠鏡框時，由於這類的鏡框大都缺乏可調整的鼻墊，因此最好選擇能夠有大區域接觸的鏡框。由於一個saddle bridge主要是配置在鼻子的頂點部分，鏡框型狀適合給相對的寬、突出鼻樑，或鼻樑高的患者。對於那些鼻樑很窄或平的患者，就需要可調整的鼻墊或keyhole鼻樑。

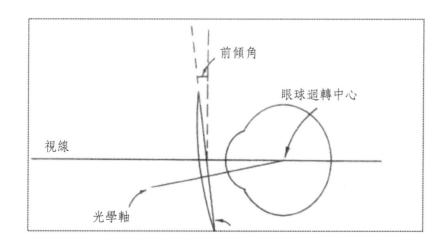

　　鏡框前傾角的定義是鏡框前沿由垂直方向往內傾斜的量。提供的前傾角讓鏡片的下緣靠近配戴者的臉頰。這不只是會增加視野並且對飛來物體提供眼睛更大的防護，而且它也可以使眼鏡更美觀。可以增加較低邊的前傾角的方式使它同樣高度。

在調整一副眼鏡框時，如果眼鏡配戴在患者的臉上時，一邊的鏡片比另一邊高，可以增加眼鏡框前傾角的方式調整成同樣高度（或以減少較高那一邊的前傾角）。如果必須調整傾斜的角度使鏡片的下緣離開臉頰，這減少傾斜度稱為retroscopic tilt。這項調整只有在為了能夠符合到配戴者才做。

眼鏡腳的角度

「眼鏡腳的角度」的定義是鏡框前沿和眼鏡腳所形成的角度。雖然眼鏡腳的角度會受到一些因素的影響，像是眼鏡前沿的寬度，配戴者頭部寬度，通常眼鏡腳會往外偏幾度。然而，在適當大小的鏡框，有時候必須將眼鏡腳稍微往內調。

不管怎樣，兩個鏡片和配戴者眉毛的距離是否一樣，全賴兩個鏡片和眼鏡腳的角度而定。如果有一邊眼鏡腳的角度太小，這會在單邊頭部造成太大的壓力，而造成如下面右圖的結果，這和另一邊比較時會造成鏡片往外翻。要解決這個問題可以將眼鏡腳的角度比較小的一邊，將角度加大（或是減少另一邊的角度）。

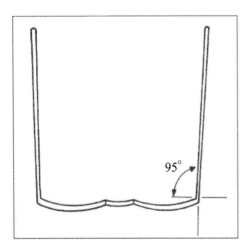
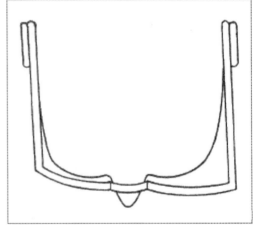

鏡框戴在臉上移位時調整的原則

一、鏡框離臉部太近，要將鏡架調離臉部（頂點距離太近）

1. 將鼻墊之間的距離調窄一些（這樣調也可同時使整個鏡架提升）。
2. 將鼻墊臂提高（調整使鼻墊離鏡框面遠一點）。
3. 塑膠框時，可以將中樑改窄（這樣調也可同時使整個鏡架提升）。
4. 將鏡框面的形狀調直（將前面變得較直）。

二、鏡框離臉部太遠，要將鏡架調靠近臉部（頂點距離太遠）

1. 加大鼻墊之間的距離（這樣調也可以同時使整個鏡架降低）。
2. 將鼻墊臂調低（使鼻墊離鏡框面近一點）。
3. 塑膠框時，則將中樑改寬（這樣調也可以同時使整個鏡架降低）。
4. 把鏡框面的形狀彎度加大（將前面調得比較彎）。

三、鏡架會碰觸到臉頰

1. 減少前傾角。
2. 將鏡框的中樑或鼻墊改窄，或將鼻墊臂往下調彎一點，這樣調也可以使整個鏡架升高。
3. 將中樑的距離或鼻墊之間的距離調窄，或加長鼻墊臂使頂點距離加大。

四、鏡架上緣碰觸到額頭

1. 將前傾角加大。
2. 將鏡框的中樑或鼻墊改寬，或把鼻墊的相對位置升高，使整個鏡架降低。

3. 加長鼻墊臂使頂點距離加大。

五、要提高鏡架在臉上的位置

1. 將中樑調窄（塑膠框）。
2. 在塑膠框時，也可以在中樑位置加上一個鼻墊。
3. 將鼻墊之間的距離調窄。
4. 將鼻墊往垂直方向調低。

六、降低鏡架在臉上的相對位置

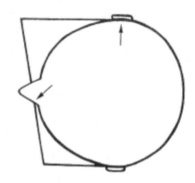

1. 將中樑的距離調寬（塑膠框）。
2. 將鼻墊之間的距離調寬。
3. 將鼻墊往垂直方向調高。

七、鏡框有一邊比較靠近臉部

1. 左邊比較靠近臉部——將左邊的眼鏡腳
   向內調。
   或，右邊比較離開臉部——將右邊的眼
   鏡腳向外調。
2. 右邊比較靠近臉部——將右邊的眼鏡腳
   向內調。
   或，左邊比較離開臉部——將左邊的眼
   鏡腳向外調。

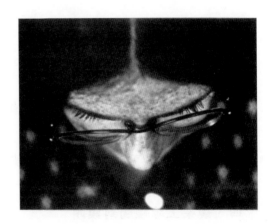

八、鏡框的一邊比另一邊高

1. 眼鏡的左邊比較高——將左邊的眼鏡腳向上調。

   或，右邊比較低——將右邊的眼鏡腳往下調。

2. 右邊比較高——將右邊的眼鏡腳向上調。

   或，左邊比較低——將左邊的眼鏡腳往下調。

專題討論

1. 大多數的眼鏡在鏡腳上會有一組編號 $A \square B - C$，上面是代表眼鏡各部分的尺寸，A 是＿＿＿＿，B 是＿＿＿＿，C 是＿＿＿＿。

第五章　鏡　片

決定球徑鏡片尺寸

在邊緣還沒有加工成鏡框的形狀以前的鏡片，稱為球徑鏡片，它可能是完工球徑鏡片或是半完工胚鏡鏡片。一個完工的球徑鏡片有處方中需要的矯正度數，只需要加工邊緣就可以裝到鏡框當中。而一個半完工胚鏡鏡片只有鏡片的一面加工完成，通常是前表面，後表面還必須經過研磨、拋光才能做為矯正鏡片。

裝配者由於下列原因必須考慮到球徑鏡片尺寸：對單光鏡片而言，如果這個鏡片要自己加工到鏡框，這個問題特別有關係。計算出球徑鏡片尺寸可以讓我們決定使用庫存的球徑鏡片是否足夠在自家加工成處方當中需要的邊緣尺寸，或是需要請廠商另外訂做鏡片。對多焦點鏡片而言，問題是，對於所提供的子片高度和需要的PD，鏡片是否足夠加工成客人挑選的鏡框？

單光鏡片的最小球徑尺寸

測量PD在本質上決定鏡片光學中心的位置，然後幫助決定選定的鏡框所需要的完工球徑鏡片尺寸。

鏡片依材料分類

玻璃鏡片

長久以來，我們利用種種方式以光學鏡片輔助我們的視力，在這些輔助鏡片的使用過程中，它們的材質最初是用普通的玻璃製作，從十八世紀到二十世紀的二次世界大戰之間才研發出一種特殊的光學用玻璃鏡片，這種材質稱為光學冕玻璃（ophthalmic crown）或冕玻璃。

到了二次世界大戰，為了因應當時需求的刺激，更發展出光學鏡片等級的塑膠鏡片。到了大戰結束之後，這項工業的技術，發展得更迅速。到了1970年更製作出了大直徑的塑膠鏡片，而這種產品的重量，只有玻璃鏡片的一半。並且陸陸續續的推出折

射率更高的玻璃鏡片以及折射率更高的塑膠鏡片等，這類的產品不只是可以將它應用到雙光鏡片的雙光（子片）部分，而且可以應用在度數高的單光鏡片、醫療用鏡片等等。

為了特殊的用途，在鏡片上作了不同加工步驟來作不同的用途，例如，在一種鏡片上再鑲上另一種折射率更高的材質作為近用閱讀區，如雙光鏡片（bifocal lens）的子片部分，在鏡片的表面設計成不同的曲率半徑，來得到不同的屈光矯正效果，如稜鏡（prism）、漸進多焦點（progressive lens）、稜鏡補償鏡片（slab-off）；在醫療方面所用的鏡片，包含利用不同顏色染色及鏡片材料添加技術來保護眼睛，或提供給眼底發生病變的人，如太陽眼鏡、變色鏡片、偏光鏡等等，以及在特殊用途的鏡片，提供作為特殊環境下保護眼睛或提高目標與周圍對比的眼鏡，如雪地、開車、釣魚等用途的眼鏡。

鏡片依材料可分為三大類。

一、玻璃鏡片

玻璃光學鏡片依折射率可分為冕玻璃（crown, 1.523）、鉛玻璃（flint, 1.620）、高密度鉛玻璃、鋇冕玻璃（barium crown）、Hidex（1.806）；冕玻璃是由矽（silica）70%、氧化鈉（Sodium oxide line）14%～16%、calcium oxide（lime）70%，及少量的鉀（potassium）、硼砂（borax）、銻（antimony）、砷（arsenic）。光學冕玻璃大部分用在單焦點的鏡片，及雙光、三光玻璃鏡片當中的遠用部分。這種鏡片的折射率為1.523，阿貝數為59。

二、鉛玻璃

鉛玻璃這種鏡片含45%～65%的氧化鉛（lead oxide）、25%～45%的矽（silica）、及大約10%的（soda, potassium）混合物；如果將這種鏡片和冕玻璃比較時，這種鏡片的折射率更高（冕玻璃折射率是1.523；高密度鉛玻璃是1.690），色相差更高（阿貝數在30.7到38.0之間）。我們將這種鏡片用在融合雙光鏡片的近用閱讀區部分（這是因為這個位置上的鏡片材質，其折射率必須比鏡片其他部分的折射率高），以及用在高度數的單光鏡片（這是因為折射率高的鏡片雖然重量比較重，但是可以使

鏡片更薄）。

三、鋇冕玻璃鏡片

鋇冕玻璃鏡片，含有25%～40%的氧化鋇（barium oxide），這種成分和氧化鉛（lead oxide）所造成的作用一樣，可以提高折射率，但是它的作用不像chromatic dispresion這種材料的作用那麼大。這些鏡片的折射率和冕玻璃比較時，折射率是從1.541變化到1.616，阿貝數是在59～55之間。它們主要是用在融合雙光鏡片的Nokrome系列。這種高折射率的鏡片，主要是發展用在搭配冕鏡片融合雙光鏡片的近用閱讀區部分。

最近幾年，為了降低高度數鏡片的厚度，研發更高折射率的鏡片。鏡片的折射率從原先的1.523推升到1.6、1.7、1.8、1.9。這些鏡片含氧化鈦的量更高，因而，可以使高度數鏡片的厚度降低。

具有吸收特性的鏡片，所使用的玻璃是以在原料裡面另外加入一些材料，使鏡片產生特別的功能。例如在原料中加入氧化鈷（cobalt）可以產生藍色的鏡片，氧化鉻（chromium oxide）可以使鏡片變成綠色，氧化鐵可以使鏡片變成綠色，鎂（magnesium）可以使鏡片變成紫色，鈾（uranium）可以使鏡片變成黃色。並且可以將這些原料組合來得到特殊效果的鏡片。另外，還可以在原料中加入一些添加物材料來阻隔紫外線及紅外線，或吸收紫外線及紅外線。

玻璃光學鏡片所需要的特性

一、化學組合及物理性質兩者都要穩定

1. 化學組合

(1)鏡片成品不可以出現波浪條紋；原料製作加工過程中，如果沒有攪拌均勻，會使生產出來的鏡片折射率不穩定。

(2)鏡片當中不可以含有氣泡；這通常是由於在生產過程中，原料融化時，氣泡沒有完全排除，鏡片就已經冷卻，因而氣泡殘留在鏡片上。

(3)原料成分必須純，不可以含有雜質。

(4)不可以混濁；這是在玻璃冷卻過程中所造成。

2.物理性質

(1)整個鏡片必須有相同的折射率。

(2)鏡片內部所產生的再折射會使影像的品質降低。

(3)鏡片加工當中，殘餘在內部的應力會使鏡片很容易破裂。

(4)影像不可以失真。

二、正確的折射率及色散值

$$折射率 = \frac{真空中光線的速度}{在介質中光線的速度}$$

材質	折射率	阿貝數	密度
冕玻璃	1.523	58.9	2.54
鉛玻璃	1.616	38.0	3.53
高密度鉛玻璃	1.690	30.7	4.02
鋇冕玻璃	1.701	31.0	2.99
Hidex	1.806	35.4	3.62
	1.89	30.4	4.02

三、不會影響到顏色

穿透率92%，因為一面鏡片會使穿透率減少4%。

高折射率鏡片，由於鏡片表面反射增加，所以穿透率會少於92%。

測試時，必須指定鏡片的中心厚度為2mm，鏡片越厚會使穿透率降低。

另外，鏡片的化學及物理性質必須具備高度的穩定性：

1.硬。

2.耐久。

3. 不受天氣影響。

4. 不可以變色。

5. 不可以有色斑。

樹脂鏡片

樹脂鏡片和玻璃鏡片一樣，是由非常高級的鏡片材料所做成。樹脂鏡片的重量而言，大約是玻璃鏡片的一半，而且更耐撞擊。中心厚度3.0mm沒有經過特別硬化處理的樹脂鏡片，在外觀上比玻璃鏡片更厚，更容易刮傷，除非是經過特殊的處理，否則無法防止紫外線。玻璃鏡片和樹脂鏡片不一樣，必須經過特殊處理才會抗破裂，它必須透過熱處理或化學的過程使鏡片硬化。

CR-39製造過程

塑膠材料根據完成品的物理特性，可分為兩大類：1.熱塑性材料（thermoplastic），這種材料在受到熱之後會變軟，因此可以重新鑄造；2.熱凝性材料（thermosetting），這種材料一旦硬化定型之後，即使再給它高溫加熱，也無法使鏡片恢復變軟。

熱塑性材料有它們特有的分子排列方式，所以這種材料的原料通常是以小球狀、粒狀或薄板狀出現。這種原料一旦受熱之後，會變軟並且可以延伸、擠壓、或壓鑄成複雜的形狀，而經過這些加工過程之後，對材料的化學結構完全不會造成任何影響。一旦鏡片冷卻之後就不會變形。

樹脂鏡片

優點：

1. 輕：由於CR-39這種材料密度低，所以在相同的大小及屈光度條件下，它的重量只有冕玻璃的一半（$\frac{1.32}{2.54} = 0.52$），所以在一個大直徑的鏡框，高度數的處方，使用這種鏡片可以明顯的降低重量。

2. 耐撞擊：在沒有經過特別處置的條件下，這種鏡片比玻璃鏡片更耐撞擊。

3. 不會起化學反應：CR-39鏡片幾乎可以耐受所有的溶劑的侵蝕，包含丙酮、苯、汽油及幾乎所有強酸類的化學藥劑。

4. 耐腐蝕、凹陷：這種鏡片對於電焊的高溫鐵削以及研磨時產生的鐵削，比玻璃鏡片有更高的耐受程度。

5. 防霧：樹脂鏡片比玻璃鏡片的熱傳導係數低，所以當溫度發生劇烈變化時，在鏡片上比較不會產生霧氣。

6. 可染色：未經硬化處理的樹脂鏡片，可以染成各種顏色，而且，如果顏色不滿意可以將顏色褪掉，最近可以在鏡片鍍上水銀，以增加美觀，在強光下可以將光線反射，以達到保護眼睛的效果。

7. 加工容易。

8. 防止紫外線：材料本身可以阻隔波長在270nm以下的紫外線，如果再添加一些特殊元素到原料當中，可以完全阻隔波長在350nm以下的紫外線。

　　但是，樹脂鏡片相對的也有一些缺點；

1. 容易刮傷：這種材質的鏡片就硬度而言，明顯的比玻璃材質鏡片的硬度低，因此很容易刮傷，但現在這種鏡片大都經過硬化處理來克服這個問題。

2. 鑲到鏡框後，鏡片容易變形。

3. 和玻璃鏡片比較時樹脂鏡片比較厚：CR-39的鏡片和冕玻璃比較時，由於折射率比較低，所以在相同的度數及大小的情況下，鏡片中心及鏡片邊緣的厚度之間的差異比較大。當然，鏡片中心及鏡片邊緣的兩者厚度之間的差異會隨著鏡框大小而增加，而且患者會由於美觀上的因素而抱怨增加。

4. 變色的特性不好：能夠使鏡片永遠變暗並且恢復的化學變化，這種循環所需要的添加劑還沒有研發出來。有些品牌的樹脂變色鏡片在兩年的期間，變色能力會衰減50%。

5. 鏡片放置久了會變色。

PC鏡片

　　PC是Polycarbonate的簡稱，這是一種熱塑性材料。它的原料是成顆粒狀，經加熱到320°將它融化後，注入到一個表面經過鏡面處理的模具中，加壓，冷卻，定形。每一個鏡片的加工過程大約是90～130秒。在將鏡片從模具拿下來之後，先必須經過檢查，檢查通過之後，進行到下面的加工程序——鍍膜。由於這種材料的硬度遠比CR-39低，所以所有的PC鏡片必須經過表面硬化處理，讓鏡片比較耐刮。

　　PC鏡片有一個特殊的性質就是它的折射率是1.586，而這個數據是比玻璃材質的鏡片還高。而因此鏡片中央及邊緣之間的厚度差異比玻璃小。所以在同一個度數及大小而言，如果兩種鏡片的中心厚度相同，PC鏡片的邊緣看起來會比較薄。PC鏡片的密度比CR-39的材質低（PC鏡片的密度是1.20，CR-39的密度是1.32），這個因素使得在重量上PC鏡片比CR-39輕。對高度數的鏡片而言，在負度數是降低邊緣厚度，在正度數是以減少中心厚度的方式使鏡片的重量降低。這種材質的鏡片，在光學性有一些缺點，其中一項是它的阿貝數低（它只有30），這個因素會造成色相差，這個原因會使得透過鏡片看一個光源時，在光源周圍會出現彩色的光環。這種材質的鏡片另一項缺點是加工困難，所以加工時需要特殊的工具及加工流程。

PC鏡片

優點：

1. 輕。
2. 同樣度數的條件下，比一般鏡片薄。
3. 折射率高。
4. 耐撞擊。
5. 容易染色。

缺點：

1. 不易加工。
2. 阿貝數低。

3. 多層膜部分容易脫落。

材質	折射率	阿貝數	密度
一般玻璃鏡片	1.523	58.9	2.54
中屈玻璃鏡片	1.6	38.0	3.53
高折射率鏡片	1.7	31.0	2.99
樹脂鏡片	1.498	58.0	1.32
PC鏡片	1.586	30.0	1.20

註：以上數據會因為製造廠商不同而會有所變化。

Corlon

這是由一層聚氨酯（polyurethane）作為鏡片的後表面，結合一層玻璃當作前表面貼在一起。對負鏡片而言，這種作法的鏡片，厚度比一般傳統的鏡片薄25%以上，在重量而言，比所有用單一玻璃作成的鏡片輕25%以上。

這種鏡片的玻璃層部分可以使用單光，未經強化，厚度在1.3mm的白冕玻璃，或是厚度在1.5mm的變色鏡片。而聚氨酯層的厚度是0.4mm。聚氨酯層也可以染色。

變色鏡片（photochromic lens）

變色鏡片的材料當中，含有鹵化銀結晶（siver halide crystal），暴露在紫外線的照射下，這些元素會分解成為銀及鹵化鐵（halide iron）。銀及鹵化鐵受到紫外線的照射時，會串聯在一起，串聯在一起的分子會變大，因而變得不透明，使得鏡片變暗。當紫外線消失，銀及鹵化鐵會再分解，因而使鏡片恢復清澈。

這是由於當鏡片受到紫外線（250nm～450nm）及可見光中波長比較短的藍色光照射時，鏡片上氯離子的電荷會轉換為銀離子，鹽化銀成為中性原子。銀的原子相互黏合成為超微粒結晶體。這個過程會使得鏡片本身的顏色變暗。而當阻隔該波長的光線，並且受到600nm以上的紅外線及可見光線中波長的紅色光作用或經過加熱的過程，就會產生相反的作用，氯及銀本身的電荷交換恢復成為鹽化銀狀態，這個過程會使鏡片恢復原來透明的顏色。

變色鏡片的一般特徵

優點：

1. 兼具無色鏡片和有色鏡片的優點。
2. 調整進入到眼睛的光線強度。
3. 阻隔紫外線。

缺點：

1. 顏色褪去的所需要的時間比較長。
2. 經過長時間使用之後，鏡片顏色變化的速率會變慢。

　　變色鏡片會受到下列因素的影響，使得鏡片顏色的濃度以及顏色變化的速度發生變化：

1. 光源。
2. 光線的強度。
3. 鏡片的溫度。
4. 鏡片的厚度。

偏光鏡片的鏡片原理

　　自然光是由往各個方向脈動的光線的組合所形成，如果限制了所有通過鏡片的光線方向，而只讓一個方向的光線通過，就會造成偏光的效果。

　　偏光鏡片只允許往一個方向脈動面的光線通過。自然光通過偏光鏡片之後就會成為偏光，如果將兩片偏光鏡偏光軸度成垂直方向的重疊在一起時，將會阻隔所有的光線。

　　偏光鏡片可以將從由各種方向投射過來的光線局部阻隔，只保留一個方向的脈動光進入到視覺系統。例如我們看水面時，會感覺到由水面波紋產生的反射光很刺眼，經過偏光鏡的過濾後，可以避免由於反射光閃爍所引起的眼睛疲勞。這種狀況如果只

是為了減少反射光，雖然可以使用深色的有色鏡片，但是使用有色鏡片卻會連帶降低整個背景的光線，使得整個背景變得陰暗。相對到這種結果，使用偏光鏡並不會降低背景的明亮度。

　　由於偏光鏡片獨特的具備方向性，因此將兩片鏡片互成90°，若發現重疊部分變黑而且不透光，即可確認鏡片具偏光功能。

　　實務上，要有兩片未裝於鏡框上的鏡片有些困難，因此有另外一種方法，在我們身邊其實有許多物品均具有偏光片，例如筆記型電腦的螢幕、液晶螢幕、手機螢幕、計算機等顯影設備，我們只要將太陽眼鏡對著這些設備，適當旋轉一定角度（通常為45°），會發現透過鏡片觀看螢幕時，螢幕會變黑，即表示您所用的太陽眼鏡有偏光功能。通常這些設備內的偏光片裝置角度與我們使用偏光太陽眼鏡時的鏡片角度並未互成90°，因此配戴偏光太陽眼鏡不會影響您這些設備的正常使用。

使用非球面鏡片得到更好的視覺及外觀

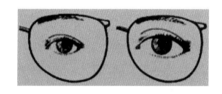

　　在1990年推出了一種新型態的鏡片，稱為「非球面鏡片」（aspheric）。這種鏡片迅速的成為最受歡迎並且最實用的鏡片類型。傳統鏡片的前表面是成球面狀，形狀就像是一個球。但是非球面鏡片前表面的設計更複雜，由鏡片中央到鏡片邊緣，曲率會逐漸改變。

對高正度數而言，非球面鏡片可以減少眼睛的放大效果。即使是相同的度數，上圖中左邊是透過非球面鏡片所看到的眼睛。右圖是透過傳統鏡片所看到的眼睛。

　　在正度數鏡片，由鏡片中央越往邊緣時，鏡片的前表面會逐漸變平。在負度數鏡片時，越往鏡片邊緣會越變陡峻。鏡片表面這種逐漸變化，會產生幾個重要優點，最重要的優點是透過球面鏡片所得到的視覺效果比一般傳統的鏡片更好。

光學效果更好

　　光學支配的基本原則，是當配戴者透過傳統鏡片光學中心以外的位置，不論是往左或右、上或下看的時候會稍微造成影像扭曲。但是配戴非球面鏡片，可以消除或減

少這種扭曲現象。這是因為只要眼睛離開鏡片的光學中心，前弧會改變並且將光學影像保持清晰。也就是因為這個原因，高價位相機的特色是使用非球面設計的鏡頭。

更薄，更輕

非球面鏡片另一個優點，和高折射率鏡片造成的效果一樣。但非球面鏡片是和高折射率鏡片不一樣，即使是使用傳統的鏡片材質，非球面鏡片也會比傳統的鏡片更薄。

然而，在非球面鏡片的案例，鏡片美觀的效果是由鏡片這種特殊的設計所造成的，不是使用高折射率的鏡片材質造成的效果。即使是如此，很多更新的非球面鏡片，是由高折射率鏡片做成的，因此能夠使鏡片做得更薄，並且提高視覺效果。

外觀更薄

在非球面設計的鏡片，鏡片的前曲率可以平坦；這表示在鏡片裝框之後不會像一般鏡片一樣那麼凸出。由側面看非球面鏡片時，會更薄，因此，在裝框之後可以更美觀。而高折射率的鏡片，只對近視患者比較有利，而非球面設計的鏡片，對近視及遠視兩者都有利。

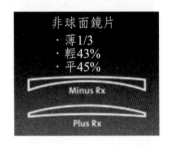

不論是近視或是遠視裝配非球面鏡片都可以得到好處，因為它比一般鏡片還薄，並且能夠提供更好的視覺效果。

對眼睛造成的放大及縮小作用較少

同時，非球面的鏡片更平，可以使鏡片更靠近眼睛。這個優點對高度數的患者而言，是另一個好處。

高度的正度數鏡片，有傾向會使配戴者眼睛產生放大的作用，造成不美觀的放大效果。高度的負度數鏡片，則會產生相反的作用，它有傾向會使得配戴者的眼睛看起來更小。裝配高度數的鏡片時，要儘量靠近配戴者的眼睛，這樣可以減少這種放大及縮小的效果，使得配戴者看起來更自然且更動人。

在近視患者的負度數，由鏡片中央越往鏡片邊緣，鏡片的前表面的曲率會變陡

峭。由於曲率逐漸改變，會使得鏡片的邊緣更薄。從外觀，對高負度數而言，如果以高折射率的鏡片材質做成非球面鏡片，可以使鏡片的邊緣更薄。

而更新形的高負度數鏡片設計，已經將鏡片的後表面設計成非球面。這可以使高負度數的鏡片變得更薄。

購買非球面鏡片的眼鏡

連現在最受歡迎的鏡片，包括雙光鏡片、漸近多焦點鏡片、或是單光鏡片都可以做成非球面設計的型態。同時還有些鏡片是以高折射率材質做成的。

在裝配非球面鏡片時，選擇鏡框非常重要。一般而言，最好看的眼鏡是鏡框不會太大，而且眼睛位在鏡框的中央。

在測量非球面鏡片時，測量的人需要有

正度數的鏡片的基弧比較平緩

更仔細及更高的技術，而這只需要額外多花幾分鐘的檢查。非球面鏡片是使用複雜的曲率，使得這種鏡片比傳統的鏡片更貴一些。但這種鏡片在美觀及視覺所占的優勢，可以使客人更喜歡這種鏡片。

由於非球面鏡片的基弧比傳統鏡片更平，並且更靠近配戴者的眼睛。有些配戴者會察覺到在平坦的鏡片後表面會產生更多的反射。要消除這種反射作用的現象，最好是訂製抗反射鍍膜的鏡片，這種鍍膜同時也可以提高視覺效果。

鏡片依弧度設計分類

符合一般曲率準則的鏡片（corrective lens）

每一家鏡片製造廠商，對凹凸透鏡都有獨特的基弧設計。學理上，鏡片的內弧必須和眼睛迴轉的弧度相同，在角膜及鏡片之間保持相同的頂點距離，這樣才能避免影像的扭曲。一個符合一般曲率準則的鏡片，在凹凸透鏡上有不同的設計，但是主要是研磨在6.00D的基弧上。

散光鏡片的弧度和凹凸透鏡一樣，散光成分是研磨在凹表面處上。

多焦點設計鏡片（multi focal design）

現今使用的多焦點鏡片有兩種基本設計：

1. 單一片（one-piece或solid）型態的設計，這是一個鏡片使用同一種材料（玻璃鏡片或樹脂鏡片）做成。它是以改變鏡片弧度的方式來產生度數變化。一線雙光（executive，玻璃鏡片或樹脂鏡片）在每一眼的鏡片上有兩種不同的度數，上半部分是作為遠用，而下半部分是作為近用觀看。

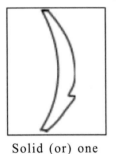

Solid (or) one
piece bifocal

one piece bifocal

Executive bifocal

executive

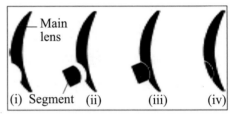

Fusing methods in bifocals

fused multifocal lens

2. 融合的多焦點鏡片（fused multifocal lens）：這是將兩種或兩種以上不同折射率的玻璃材料結合在一起做成的。子片部分是用折射率較高的材質融合到主鏡片上。融合子片部分的弧度和鏡片主要部分的弧度相同。

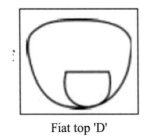

Fiat top 'D'

flat top

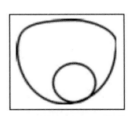

Round segment (or)
Kryptok

round segment

有一種落在單一片及融合多焦點之間的類型，稱為黏牢的雙光鏡片（cement bifocal）。這是利用同一個折射率的同一種材質，黏牢在一起來形成一個鏡片。黏牢的子片非常好用，因為它可以做成任何度數範圍，而且可以定位在主鏡片上的任何位置。這種型態的鏡片特別適合用在需要高加入度（＋20.00D）的低視力患者。一個高度數的雙凸透鏡可以用加熱的加工方式將子片黏牢。現在市面上有很多種的多焦點的設計型態。雙光鏡片有一個天生固有的缺點，就是當視線從遠距離區域改變到近距離區域時，影像會出現跳躍的現象。現在很多人在光學中心設計來產生補償稜鏡，結合到子片的高加入度努力朝著修正這種跳躍現象。

漸近多焦點鏡片（progressive addition lens）

在這麼多不同類型的多焦點鏡片當中，漸近多焦點鏡片已經是非常普遍。自從1984年開始，不同鏡片公司已經陸續推出超過150種以上設計型態的漸近多焦點鏡片。

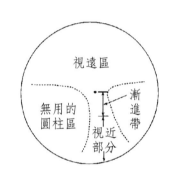

當視線從鏡片上方逐漸往下看，在漸近多焦點鏡片上度數會逐漸往正度數方向增加。漸近多焦點鏡片非常適合提供給中間距離需要視力矯正的人，以及給固定雙光鏡片的配戴者。漸近多焦點鏡片也非常適合提供給老花眼的人，讓他們的鏡片上沒有分界線，而且在遠距離、中距離、及近距離能夠得到清晰的視力。

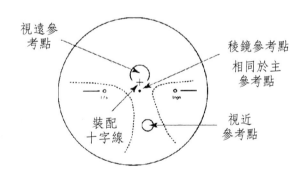

高度數鏡片

由於鏡片本身固有的特性，透過高度數鏡片的邊緣看物體時會有強烈扭曲現象。為了避免這種扭曲現象，設計特別的鏡片使這些扭曲現象降到最少，同時減少鏡片的重量。

最常用的設計型態為：

1. 雙凸透鏡（lenticular lens）。

2. 非球面鏡片（aspheric lens）。

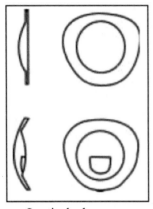

Lenticular lens

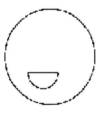

Aspheric lens

平頂雙光鏡片

早期的雙光鏡片，能觀看近及遠距離。

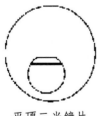

平頂三光鏡片

多一個中距離光度區域，可用於遠、中及近距離。

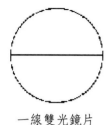

一線雙光鏡片

近用光學區域最大，對於長期近距離工作的人最適合。

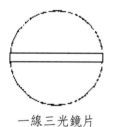

一線三光鏡片

除近光較普通之雙光為大外，中間部分增加一層中距離層。方便於長期中、近距離工作之人士。

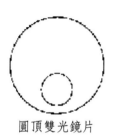

圓頂雙光鏡片

和平頂雙光鏡片作用相同，只是子片部分為圓形。

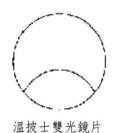

溫披士雙光鏡片

看近範圍較大，子片部分為大弧型，作用接近於一線雙光鏡片。

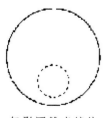

無影圓雙光鏡片

子片部分為圓形，而且是隱形，因此不容易察覺到近用部分，看起來比較美觀，作用和普通雙光鏡片一樣。

鏡片測量系統

基準線系統

　　基準線系統是在測量鏡片時，在鏡框和鏡片方面上提供一些參考點，使鏡片製作過程中有一個準確的光學中心和子片高度的定位。

　　在與鏡框相符合的鏡片上，在與鏡片邊最高點和最低點畫出兩條相切的水平線（如下圖），在這兩條水平線之間的中央位置處再畫一條水平線，中央這條線就叫基準線。在這條基準線上，鏡片上的水平寬度，稱為鏡片的基準線長度。在鏡片上，這條線的中點稱為基準中心。通過這中心測得鏡片的垂直高度，稱為鏡片的基準中心高度，這個系統以後發展為今天的方框鏡框標示法。

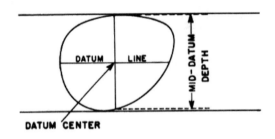

方框鏡框標示法

　　方框鏡框標示法是以基準線系統為基礎，另外在水平方向兩邊，水平的寬度及垂直的高度，畫出兩條相切的垂直線條及兩條相切的水平線條，再加上和另兩邊相切的兩條垂直方向的平行線，這樣就組成水平方向及垂直方向兩組和鏡片外緣相切的矩形方框。

鏡片尺寸

　　鏡片的尺寸，是指鏡片外圍水平方向和垂直方向外切，形成的矩形方框的長度和

高度，單位都用公釐mm。方框鏡框標示法當中，水平方向的長度可用「A」表示，垂直方向的高度用「B」表示，有時候還另外記錄鏡片在基準線上的寬度為「C」。

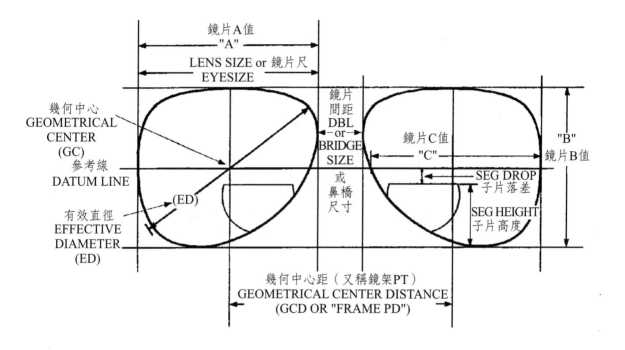

1. 鏡架「A」為單邊鏡框的寬度，單邊鏡片水平方向最長的距離也稱為鏡片尺寸。

2. 鏡架「B」為單邊鏡片的垂直方向的高度。

3. 鏡架「C」為在單邊鏡架參考線上，最寬的距離。

4. 「DATUM LINE」，參考線，即B值的中點上所畫的一條水平方向線條。

5. 「DBL」為兩個鏡片之間的距離，也等於鼻樑的寬度。

6. 「GC」，即鏡片的幾何中心，在參考線上，從A的中央位置所繪製的垂直線條與參考線交會點。

7. 「ED」，即鏡片的有效直徑，從幾何中心到鏡片的最遠距離乘2。

8. 「SEG DROP」，子片落差。參考線到子片頂部的距離。

9. 「SEG HE1GHT」，子片高度，鏡框最低處的內緣開始，到子片頂部的距離。

10.「GCD」，鏡框的幾何中心距離，也稱為鏡架PD，即兩個鏡片幾何中心的距離。

幾何中心：在基準線上，鏡框兩邊相切的兩條垂直線之間的中央點，稱為鏡片的幾何中心，這一點和鏡片的光學中心不一樣。

測　量

在決定鏡架水平方向的尺寸時，要從鏡片的一邊凹槽內面量起，依水平方向量到另一邊鏡片凹槽的最長距離（如下圖）。鏡片凹槽的作用，是可以更安全地固定鏡片。

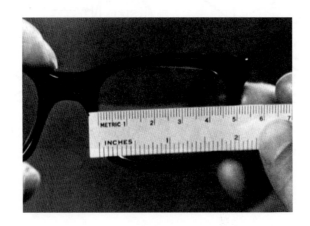

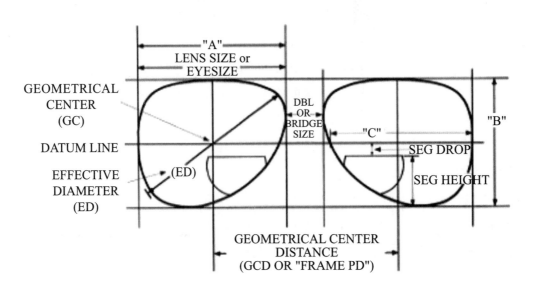

　　測量鏡片的有效直徑時，是從鏡片鼻側斜邊的頂或點，斜方向量至外側下方斜邊的頂或點。

鏡片的有效尺寸

　　鏡片的有效尺寸為幾何中心到鏡片最邊緣（最遠距離）的兩倍（如上圖）。這個測量可以幫我們決定要訂製的最小鏡片尺寸。

鏡片的間距或鼻樑長度

　　使用方框系統可以很輕易的測量鏡片間距（DBL），鏡片間距（DBL）為兩鏡片外切矩形方框之間的距離，通常這是等於鏡樑的長度。測量時用直尺從鏡框鼻側鏡片槽的內面量至另一邊相應的點的最短距離，單位為mm，即使兩副鏡架都有相同的鏡片間距，但也不一定都適合同一個人，因為還受到鏡片形狀的影響。

幾何中心距

　　一副鏡框中，兩個鏡片幾何中心之間的距離，稱為幾何中心距離（geometrical center distance, GCD），這可以從一副鏡框的最左端開始，量到另一個鏡片的最左端，或從鏡片外切矩形的左側邊開始，量到另一個鏡片外切矩形的左側邊，之間的距離。另外，有一個更簡單的方式，可以將鏡片長度加上DBL作為幾何中心距。

　　GCD也稱為中心之間的距離（distance between centers, DBC），鏡框中心的距離（frame center distance），及鏡框PD（frame PD）。鏡框PD通常是用在裝配，但是它和瞳孔之間的距離沒有關係。

子片高度

　　在測量雙光鏡片或三焦鏡片時，常選用一些參考點，如(1)參考線上方或下方的距離，(2)子片離鏡片外切矩形最低線的距離，這稱為子片高度。在實際的測量過程中，外切矩形的最低線對應的是鏡框最低的位置，這點和瞳孔正下方到鏡框邊的距離不一樣。

1. 「MRP」，即主參考點，一般廠商大部分會將主參考點置於基準線中間。事實上，主參考點也就是鏡片遠用的光學中心。

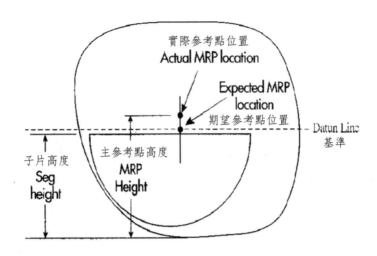

2. 很多廠商的設計是將主參考點放置在子片上方3mm處。

1. 「Inset」位移，指的是主參考點（遠用光學中心）和幾何中心垂直方向的延伸線上的水平距離。

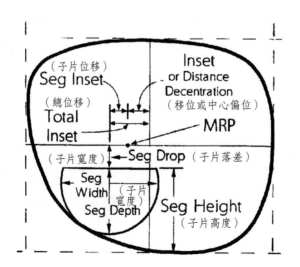

2. 「Seg Inset」子片位移，指的是子片光學中心和遠方光學中心水平方向的距離。

3. 「Total Inset」總位移，指的是子片光學中心和幾何中心垂直方向的延伸線上的水平距離。

4. 「Seg Width」子片寬度，即子片水平方向的寬度。

5. 「Seg Depth」子片深度，即子片最高點和最低點的長度。

多焦點鏡片的鏡片所需最小尺寸表

1. 先在鏡框的塑片上定出近用光學中心。

2. 將近用光學中心置於右表上子片垂直方向的延伸線上，將鏡框的底部的內緣放在要求的子片高度上。

3. 將鏡框按在表格上，並注意鏡框在表格上所涵蓋的範圍，就是需要的鏡片直徑尺寸。

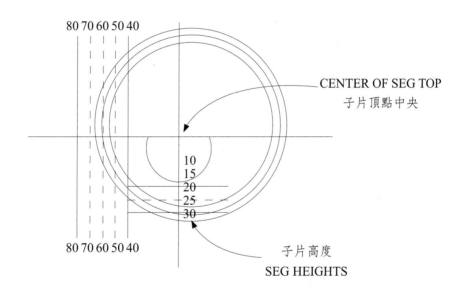

三光鏡片的各部位

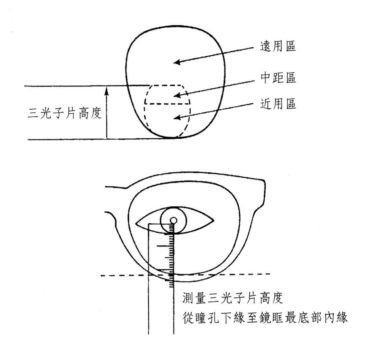

遠用區

中距區

近用區

三光子片高度

測量三光子片高度
從瞳孔下緣至鏡眶最底部內緣

漸進多焦點的各部位

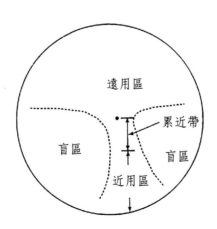

遠用區

累近帶

盲區

盲區

近用區

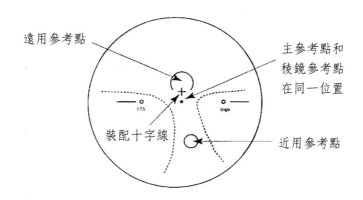

遠用參考點

主參考點和
稜鏡參考點
在同一位置

裝配十字線

近用參考點

特殊的鏡片加工

一、鍍膜

不論是玻璃或樹脂鏡片經過鍍膜處理之後，可以降低光線照到鏡片時所產生的反射光，使光線通過鏡片的穿透率提高到99%左右。因而可以得到更佳的視覺效果，而且在相同材質的條件下，比較不會造成眼睛的疲勞。

耐磨鍍膜

不論是那一種材料做成的鏡片，即使是玻璃做的鏡片，都會刮傷。然而，當鏡片的前表面及後表面經過透明且硬化鍍膜後，耐刮性能會提高，不論是不小心眼鏡掉到地上或偶爾用紙巾擦拭。特別是兒童用的鏡片，使用加上耐磨鍍膜（Scratch-resistant coatings）的鏡片會比較好。

今天大部分型態的樹脂鏡片，包括高折射率的PC鏡片或傳統的樹脂鏡片像是CR-39，都附加上耐磨鍍膜。

耐磨鍍膜並不能夠完全使鏡片不會磨損及破裂，畢竟眼鏡用完後，還是要將它收在眼鏡盒內，並且使用超細纖維的布擦拭。

抗紫外線處理

　　另一種對眼睛有幫助的鏡片加工是抗紫外線處理。就像是我們使用防曬液保護皮膚不受到太陽射線的傷害一樣，經過UV處理的鏡片，可以一樣阻隔會對眼睛造成傷害的紫外線。過度的曝露在紫外線的照射下會造成白內障、視網膜損害及其他眼睛方面的問題。

　　抗紫外線處理（Ultraviolet treatment）的過程很簡單而且很快，並且可以應用到大部分的樹脂鏡片，而且它完全不會改變鏡片的外觀。PC鏡片是一個例外，這種鏡片並不需要作抗紫外線處理，因為材料本身已經具備這種作用。

抗反射鍍膜

　　為了使眼睛透過鏡片後得到的視覺效果提高及增加鏡片的美觀。可以在鏡片上增加抗反射鍍膜（AR coating）處理。抗反射鍍膜和相機鏡頭及顯微鏡上所看到的處理方式一樣。它是由幾層的氧化金屬薄膜鍍到鏡片的表面。由於薄膜的作用，加工後的鏡片的反光會呈現少量的綠色或紫色的反射光，是那一種反射顏色，則依製造廠商所鍍上的原料而定。

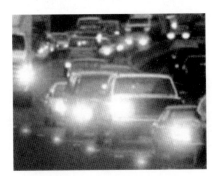

在一般的鏡片，車頭燈的強光會造成干擾。

　　每一層薄膜的厚度，是經過仔細的計算來減少反射光。鏡片經過這個加工程序後，配戴者會發覺到強光造成的刺眼現象減少，而且降低光線的反射及光線周圍的光環。這種現象尤其是在當夜間開車的時候能夠讓你更安全。

　　同時，鏡片經過抗反射鍍膜後，可以減少鏡片外部及內部的反射作用。內部的反射會成環狀，這種反射會使鏡片看起來比較厚。外部的反射有遮蔽眼睛的作用，使別人無法看清楚配戴者

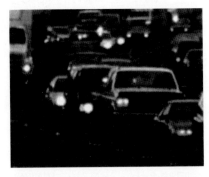

用抗反射鍍膜鏡片車頭燈的強光可以減少。

的眼睛。因此加上抗反射鍍膜之後，鏡片看起來會比較
薄，而配戴者的眼睛看起來比較正常。

在電視上出現的人，以及那些要照相的人，也都會由
於配戴鍍膜鏡片而受益，但是事實上，從美觀上的觀點來
講，所有的眼鏡配戴者都可以從配戴抗反射鍍膜而受益。
尤其是如果是高度數的配戴者，使用抗反射鍍膜結合高折
射率的鏡片材質，可以使鏡片看起來比較薄。

對於太陽眼鏡，最好在鏡片的後表面加上抗反射鍍
膜。因為太陽眼鏡太暗，抗反射不會使前表面看起來是污
染。在後表面加上鍍膜可以減少從配戴者後面來的光線造
成的反射，而表面彈到眼睛。後表面鍍膜的鏡片比那些沒
有鍍膜的戴起來更舒服。

在清潔抗反射鍍膜鏡片時，你必須非常小心，必須使
用超細纖維的布擦拭。

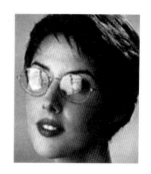

沒有抗反射鍍膜的鏡
片。

鏡面鍍膜

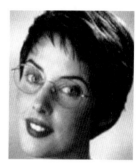

加上抗反射鍍膜的鏡
片。

和抗反射鍍膜的觀念完全相反，鏡面鍍膜（Mirror
coatings）明顯的表現出顏色。就像是名稱的涵義，鏡面鍍膜則變成高度的反射。

然而今天的技術已經提升，使得今天顏色的選擇可以包括彩虹、銀色、金色及古
銅色的鏡面鍍膜，熱情的粉紅色甚至於到藍色，幾乎所有的顏色都有。

鏡面鍍膜完全是美觀上的效果；不管鏡片是鍍上那一種顏色，對配戴者而言，視
覺上不會察覺到什麼變化。只有看著配戴者的人會察覺到是鍍上什麼顏色。通常鏡面
鍍膜是加工到太陽眼鏡的暗色鏡片。明顯的高反射的鏡面鍍膜可以防止別人看到配戴
者的眼睛。

二、強化

玻璃鏡片的強化處理：

1. 加熱強化法（Thermal or Air Tempering）：這種方式處理過的鏡片，比以一般方式做成的鏡片更耐撞擊，這個加工過程是將鏡片加熱到接近溶點（大約600°～650°），然後迅速在兩個表面用空氣吹使它冷卻，在這樣的情況下，鏡片表面及鏡片內部冷卻的速率不相同，鏡片表面的分子和鏡片內部的分子排列方式會不同，而達到鏡片強化的效果。

2. 化學強化法（Chemical Tenpering）：這種加工方法和稍早所提的方法一樣，必須將鏡片加熱，但是，加熱的溫度不像加熱強化法那麼高。在加熱的鹽浴過程，主要是將玻璃當中，分子比較小的鈉離子（Na^+）和鹽浴溶液當中比較大的鉀離子（Ka^+）交換，因此造成鏡片中分子結構排列的變化。加熱的溫度，則因為鏡片種類而不同，一般而言，冕玻璃需要加溫到470°±5°，淺色冕玻璃需要加溫到440°±5°，變色鏡片需要加溫到400°±5°。

樹脂鏡片的硬化處理：樹脂材料和玻璃的材料作比較時，樹脂材料硬度在先天上就比玻璃鏡片軟，以致會比較容易刮傷，但是，兩種材質的鏡片比較時，樹脂鏡片相對上比較耐撞擊。樹脂鏡片在作硬化加工時，主要著重在鏡片上覆蓋一層薄膜，以達到表面硬化的目的。

三、稜鏡處方

前掛式（clip-on）：這是在一副眼鏡前面裝上一個前掛，這個前掛裝置可以裝上不同的的稜鏡屈光度（或是有色的附加鏡片、不同的度數，遠用或近用加入度），因此，針對在不同觀看距離需要不同稜鏡度數的人，使用這種方式處置效果不錯。

鏡片偏心（decenter）：這個過程可以從將處方鏡片的光學中心偏離瞳孔位置的方式得到。將鏡片光學中心往鼻側或顳側偏離，會誘發BI或BO稜鏡。同樣的，將鏡片的光學中心往上或往下偏離，會誘發BD或BU稜鏡。

研磨成稜鏡方式的鏡片（ground-in）：這種稜鏡度數是經由研磨的程序，將稜鏡度數研磨在鏡片的表面上。（雖然稜鏡度數是研磨在眼鏡鏡片表面上，但它通常是歸類為研磨在鏡片上的稜鏡。）和經由偏心所得到的稜鏡不同的是，研磨成稜鏡方式的鏡片，這種鏡片可以加工成低度數或沒有度數的鏡片。

補償稜鏡（slab-off）：補償稜鏡是提供給測試結果顯示出只有在近距離，或是在遠距離分別需要不同稜鏡度數矯正，或是只有一段距離需要稜鏡矯正的垂直偏離患者。我們也可以將補償稜鏡提供來矯正兩眼屈光參差症的人，用來解決他們由於看過雙光部分而引起的垂直方向的不平衡稜鏡量。

四、老花眼

在鏡片上鑲入不同折射率的鏡片，使其在一個鏡片上產生遠、近不同用途的屈光度，如雙光鏡片，或遠、中、近不同用途的屈光度，如三光鏡片；到現在將鏡片設計到可以用到各種距離的多焦點鏡片。

五、醫療用鏡片

提供給視網膜炎、視網膜病變、及糖尿病患者使用的醫療濾色鏡片：這種鏡片是針對視網膜出現病變、視網膜功能缺陷或功能退化的人輔助視力，並保護眼底。

色盲、色弱患者的醫療濾色鏡片：這是利用鏡片嚴加控管進入到眼睛的光線波長，使視網膜的桿細胞能充分的感光增進視力，並降低或隔離強烈光線對視網膜細胞的過度刺激。

糖尿病患者的醫療濾色鏡片：針對不同的病變程度，設定讓不同光波長（540nm、560nm、580nm）通過的濾光鏡片，使病患的眼睛可以達到最佳視覺效果，同時保護眼睛。

六、特殊環境下使用的鏡片

設計提供在大量紫外線及強光下，同時又必須具備明顯的視覺對比條件下使用的鏡片，例如雪地用鏡片；或是當一個人必須具備卓越鮮明的視覺顏色對比時所使用的矯正鏡片，如高爾夫球用眼鏡、開車用眼鏡。

七、遠視度數減薄鏡片

在遠視度數的鏡片當中，由於鏡片直徑越大，會使得鏡片的中心厚度越厚，這項技術是將鏡片依照鏡框尺寸來製作，因而將減少多餘的鏡片厚度。

多焦點鏡片

就如最近時尚眼鏡的多變一樣，鏡片設計方面也有進步。在製造技術的前提下，對於需要配戴多焦點的人，可以有更多的選擇。

不久之前，觀看近距離需要矯正度數的人只有選擇裝配一線雙光設計的鏡片（Franklin or Executive bifocal），這種鏡片在外觀上會出現一條明顯的線條。稍後才出現更小的半月形雙光子片。而在那些中間區域需要矯正度數的人，他們的選擇性就更少。

到現在需要多焦點的配戴者，他們的選擇性就更多。這些鏡片的特殊作用，包括電腦用的鏡片、中間距離作業用的眼鏡、在閱讀距離用的鏡片，以及特有的作業下的特殊組合。

一個鏡片多種焦點

多焦點鏡片可以讓你使用同一個鏡片，利用視線通過鏡片不同的位置，因而聚焦在不同的距離，因而得名。雙光鏡片（表示鏡片上有兩個焦點，一個是遠用度數，一個是近用度數）是最常開立的多焦點鏡片種類。

很多人在閱讀距離以外以及觀看更近的距離時需要不同的視力矯正。通常，當一個人步入中年以後，會很難執行近距離工作，或看不清楚近距離的物體，這是由於他們已經有「老花眼」的現象。然而在這類的狀況，也可能出現在年輕族群，就是在觀看近距離時，需要不同的度數。當中有一個原因，就是為了避免由於這種人眼睛太用力，以致造成過量的輻輳作用。

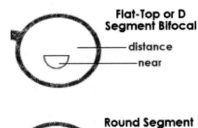

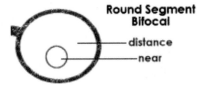

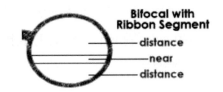

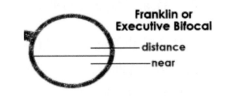

四種不同的雙光鏡片設計。分別各有它們的愛用者，但很多人寧可用漸近多焦點鏡片，因為它沒有可察覺到的線條。

不管因為什麼原因而開立近距離處方，雙光鏡片的作用都相同。鏡片都在相同的部位保留做近用視力矯正。鏡片的其他位置，則保留作遠用矯正，但也有些案例，遠距離並不需要矯正度數。

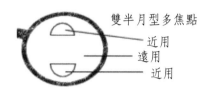

雙半月型多焦點

——近用
——遠用
——近用

作為近距離視力矯正用的子片，有下列幾種設計形狀：

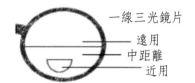

一線三光鏡片

——遠用
——中距離
——近用

1. 半月形（half-moon），也稱為平頂（flat-top, straight-top or D segment）。

2. 圓子片（round segment）。

3. 帶狀子片（ribbon segment），狹窄長方形帶狀區域。

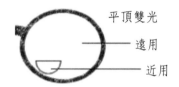

平頂雙光

——遠用
——近用

4. 一線雙光鏡片（Franklin, Executive or E style）；整個鏡片的下半部，全部都是近用的子片。

特殊的多焦點鏡片是特別設計來解決特別的視力問題。可以依據工作、嗜好、或娛樂興趣訂製特殊用途鏡片。

通常，當你要看遠方的一點時，你是從鏡片的遠用部分在看，而當你聚焦在40公分外的閱讀書本或細緻的工作上，你是透過鏡片雙光子片部分看。

和雙光鏡片有一點類似的鏡片有三光鏡片，或是有三焦點的鏡片，通常作為有遠距離、中間距離、近距離用。三光鏡片是在雙焦點上面另外有一個額外加入的子片，作為中間距離的區域，這段距離比近用區域還遠一點，大約是手臂長度的距離。電腦就是位在中間距離一個很好的例子。開車的人需要看遠方、看儀表板，以及看地圖，配戴這種三光鏡片最方便。平頂狀（Flat-top）及一線狀（Executive）的鏡片型態，是最常見的三光鏡片。

如何裝配多焦點鏡片

雙光鏡片裝配方式，典型的是將線條放在與配戴者的下眼瞼同高的位置。當配戴者將眼睛下降來閱讀時，眼睛會自然的視線就會到達鏡片近用視力的位置。

在裝配三光鏡片的時候，就需要定位高一點，將中間區域的上緣線定位在和瞳孔的高度一致。使三光鏡片的配戴者，透過中間區域聚焦在40cm～50cm的距離。當眼睛要看遠距離的一個物體時，眼睛的視線由多焦點鏡片的子片位置，轉移到正前方及上方時，會到達鏡片的上方。

大部分的雙光鏡片及三光鏡片在交界處會出現線條，但是也有一種稱為E-Z-2-Vue的圓雙光子片的系列比較不顯著。這種鏡片是混合到遠用部分，所以如果不注意看並不會察覺到。

漸近多焦點是一種比較特殊的無線多焦點鏡片，這種鏡片結合所有的矯正度數，從遠距離到近距離，結合成一個鏡片而在不同的視覺區域之間沒有出現任何的線條。

職業用的多焦點鏡片

其他還有一些多焦點鏡片，適合執行特殊的工作或嗜好，但並不適合在日常生活中配戴；當中的一種是職業用的雙光鏡片是雙D（Double-D）雙光鏡片，這種鏡片在鏡片的下方鑲上一個半月型的平頂雙光部分，而在鏡片的上方也鑲上一個倒立的平頂雙光部分。鏡片的其他區域，則作為遠用矯正度數。這種鏡片適合用在汽車技工，在當汽車底盤吊高之後，必須抬頭看底盤，同時低頭需要閱讀，配戴這種雙D光鏡片最方便。雙圓子片（Double-round segs）也是職業用的鏡片，也可以像雙D鏡片一樣產生的作用。

一種E-D（E-D trifocal）三光鏡片，在鏡片的上半部分全部都是遠用矯正度數，中間如一線雙光鏡片一樣用一條線通過整片鏡片隔開，下半部分則是中間距離的矯正度數，還有一個半月形的子片座落在下半部分，作為近用矯正度數。E-D型這種三光鏡片，是設計給中間距離需要有很大視野的人，而同時還要看近距離及遠距離的人。例如，一個電視製作人，眼睛必須同時監看幾個電視螢幕，同時還要看字幕板，還要注意室內的人員，使用這種鏡片最理想。

有時候，一個一般設計的多焦點鏡片，也可以由於放置在鏡框上的位置，而變成為特殊用途的鏡片。例如，與其如一般正常狀況，使狹窄長方形成帶狀的子片剛好座落在眼瞼下方，你可以將帶狀子片移到眼睛的高度。這種狀況下你在站著或坐著正常姿態的時候，你是透過近用矯正度數而不是透過遠用矯正度數來看。這種放置方式，

對於日常生活像是駕駛的工作並不理想，但是這種裝配方式對於整天必須看著眼前小標籤的藥劑師而言最理想。

對於打高爾夫球的人而言，一副高爾夫球用的眼鏡，必須將雙光鏡片裝配得特別低，同時往內靠。在鏡片中只放入「剛好」能夠讓打球的人能看及寫積分板同時能夠擊中球正確位置所需要的視力的近用視力矯正度數。

選擇雙光鏡片要點

影像跳躍問題，在不同的閱讀區域有差別的移位，在閱讀高度的總位移，形成選擇雙光鏡片時的三個重點；

1. 必須選擇能夠剛好消除「跳躍現象」的雙光的子片。這項必須選擇子片即位在分隔線的雙光鏡片。這種鏡片分類為「無跳躍」（no-jump）雙光。像這類型的雙光鏡片有一線雙光鏡片（straight-top one-piece Executive-style）。
2. 必須選擇能夠消除閱讀區域不同移位的雙光子片。這是以選擇位在閱讀高度的子片。這類的鏡片有平頂融合雙光（straight-top fused bifocal，這種子片即位在子片頂部下方5mm處）。
3. 必須選擇能夠消除閱讀高度總位移的雙光鏡片，或降到最小。這是選擇的子片產生的稜鏡作用要和遠距離稜鏡作用相反。這裡提供兩個提示；(1)遠距離處方為負度數時，在一線雙光型態鏡片子片閱讀區域產生一個基底向下的作用可以對抗遠距離有一基底向上的稜鏡作用。(2)對於遠距離為正度數而言，遠距離產生的基底向上稜鏡作用，可以對抗Ultex A子片產生的基底向下稜鏡作用。

裝配漸近多焦點鏡片時需要考慮事項

在裝配漸近多焦點時，選擇患者非常重要。雖然這種鏡片在設計上在所有距離可以提供連續的視覺，很多人認為這只是一種「無形的雙光鏡片」（invisible bi-focal）。因此針對那些在中間距離需要度數及需要隱形雙光的配戴者，就可以考慮裝

配漸近多焦點鏡片。

　　漸近多焦點鏡片並不建議提供給下列配戴者；

1. 現在配戴雙光及三光鏡片並且十分滿意的配戴者。
2. 在近距離閱讀時，習慣配戴單光鏡片的患者。
3. 需要垂直稜鏡矯正的配戴者。
4. 神經緊張或高度緊張的配戴者。

　　在適應到漸近多焦點鏡片時，要建立一個重要的觀念是，使配戴者變成「頭部轉動的能力」，而不是「眼睛轉動」。如果配戴者成功的訓練成移動頭部，而不是移動眼睛，這位配戴者就不會感覺到視力模糊或影像晃動。

　　在裝配漸近多焦點鏡片時，除了需要傳統子片多焦點鏡片的測量之外，還需要外加兩點：

1. 必須測量單眼的瞳孔距離。
2. 垂直徑線的參考點，是瞳孔的中央，而不是下眼瞼的位置。

　　由於漸近多焦點鏡片的累進帶相對的很窄，在裝配漸近多焦點鏡片時必須要做得很精確。為了確定在眼睛往下看時每一眼的視線能夠保持在累進帶，因此必須測量單眼的瞳孔距離。一旦單眼的瞳孔距離測完之後，接著必須測量從瞳孔中心垂直往下到鏡框的最下緣的距離。這種測量必須用配戴者選擇要裝配的實際鏡框來做。

　　對大部分的漸近多焦點鏡片而言，漸近累進帶是從裝配十字記號下方2mm開始。雖然必須遵從鏡片製造廠商所提供的資訊，有時候也是必須針對加工方法加以修飾。對許多配戴者而言，將裝配十字裝配到瞳孔中央會使得大量使用的近用部分在鏡框上裝得太低。對於那些經常使用中間距離的人而言，必須將裝配十字記號裝配到高於瞳孔中心1～2mm的位置。無論如何，在裝配漸近多焦點鏡片時也必須同時考慮到頭部姿態、近距離工作的位置、及瞳孔大小。

鏡片顏色選擇

鏡片顏色對視線影響

　　不管是偏光或非偏光太陽眼鏡鏡片大多具備有許多顏色，不同鏡片顏色在視覺上會有不同的表現。

　　灰色鏡片可以非常有效的降低光線強度，並且不會使景物原來的顏色因鏡片而改變。

　　阻隔光線的效果略遜於灰色鏡片，另外綠色鏡片可以使某些景物的顏色改變。雖然如此，由於透過綠色鏡片觀看景物會使眼睛相當舒適，因此綠色鏡片為優良的防護鏡片顏色。這種鏡片吸光的光線種類和綠色鏡片的差不多，但比較到綠色鏡片時，可以吸收更多的藍光，因為太陽光照過大氣層時，主要是以藍光表現（這就可以說明為什麼天空是藍色的）。棕色鏡片能略減藍光的光暈，使影像更清晰。但棕色鏡片造成顏色的扭曲程度比灰色、綠色鏡片要來得大。

　　黃色鏡片最大的特點在於吸收了大部分的藍光，可以使自然界的景物更清楚，但黃色鏡片造成顏色扭曲程度最大，而且在大太陽下仍會覺得刺眼，因此比較適合陰天或傍晚使用。

鏡片顏色深淺對視線影響

　　強光會造成瞳孔縮小，長時間下來眼睛會有痠澀感，因此較深的鏡片顏色可以抵擋強光，使瞳孔舒緩擴大，但要特別注意的是，紫外線穿透力極強，如果鏡片不具備抗紫外線功能，瞳孔擴大反使大量紫外線進入眼睛，造成更大傷害。另外，如果鏡片的顏色太深，多少會影響視線，因此應同時具備不同深淺顏色的太陽眼鏡來作不同場合使用。

色彩心理學是如何看待「討厭的顏色」呢？

　　答案是說：討厭的顏色是內心的不安的原因，學者們相信一個人討厭某種顏色，

正代表個性上受到壓抑和不安的原因，那麼，不妨就你的情形，予以印證。 一般而言，你的基本個性或不自覺的性格，可以從喜好或厭惡的顏色，略知一二。然而，人對顏色的好惡，會隨時間的不同、環境的不同，產生不同的變化。

就色彩而言，顏色的表現，有意無意之間會透露出下列訊息：

紅色	表示自己十分努力，辛苦之餘卻無人回報的挫折與無力感；因周遭的攻擊而感受威脅，苦惱的是找不到突破。
藍色	覺得自己於不幸的處境，雖然想要改變這種狀況卻苦於無法下定決心。憧憬於別種生活方式。
綠色	對周遭的人持反感，認為自己的能力過人，卻因生活周遭的人們的緣故而得不到承認。現在你頗為孤獨。
黃色	顯示現在的你是悲觀論者，失望之餘變得只重視現實，態度頑固，不願為夢想和希望所惑。
紫色	重視率直和誠實，打心眼裡排斥做表面工夫的事物，故現在的你是沉默而孤獨的。
褐色	想要凸顯個人身分，引人注目，換言之，目前處於渴望他人的認同的狀態，強烈排斥優柔寡斷的人。
灰色	代表「無聊」。現在的你（或對方）厭倦單調的生活，渴望尋找刺激；不幸的是，自己也不清楚找的是那種刺激。挫折感讓你有流於玩世不恭之虞。
黑色	現在的你，除了自己所想的事情外，凡事大概都持抗拒的態度，強烈反抗想要限制或支配你行動的人，給予周遭的人印象正是「你不惹他，他不犯你」。

一般的色彩象徵性，大概不出下列的範圍：

色相	具體的象徵	抽象的象徵
紅	血液、夕陽、心臟、火焰	熱情、危險、喜慶、反抗、爆發
橙	橘子、晚霞、柳橙、秋葉	溫情、快樂、熾熱、積極、明朗
黃	香蕉、黃金、黃菊、注意信號	明快、注意、光明、不安、野心
綠	樹葉、草木、公園、安全信號	和平、理想、希望、成長、安全
藍	海洋、藍天、遠山、湖海	沈靜、憂鬱、涼爽、理性、自由
紫	葡萄、茄子、紫羅蘭、紫菜	高貴、神祕、嫉妒、優雅、病態
白	白雪、白紙、白雲、護士	純潔、樸素、神聖、虔誠、虛無
黑	夜晚、墨、木炭、頭髮	死亡、邪惡、恐怖、嚴肅、孤獨

專題討論

1. 試述玻璃光學鏡片所需要的特性。

2. 試述樹脂鏡片優、缺點。

3. 試述PC鏡片優、缺點。

4. 試述變色鏡片優、缺點。

5. 變色鏡片會受到那些因素影響，使得變色的濃度及速度發生變化？

6. 為什麼要做成符合一般曲率準則的鏡片（corrective lens）？

7. 填寫出下列名稱：

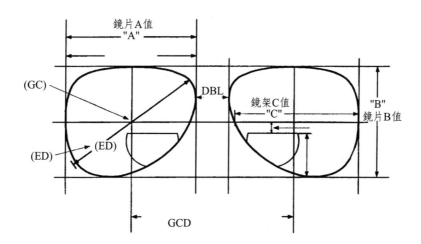

圖中

a. 鏡架「A」為_____，亦稱_____。

b. 鏡架「B」為_____。

c. 鏡架「C」為_____。

d. 「DATUM　LINE」，_____，即B值的_____

e. 「DBL」為_____，也等於_____。

f. 「GC」，即_____，為在參考線上從A值的中央位置所繪製的垂直線條與參

考線交會點。

g.「ED」，即_____，從幾何中心到鏡片的最遠距離乘2。

h.「SEG　DROP」，_____。從參考線到子片頂部的距離。

i.「SEG　HE1GHT」，_____，從鏡框最低處的內緣開始到子片頂部的距離。

j.「GCD」，_____，也稱為_____，即_____。

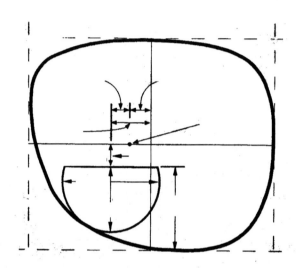

8. 填寫出下列名稱：

a.「lnset」位移，指的是_____和_____垂直方向的延伸線上的水平距離。

b.「Seg Inset」_____，指的是_____和_____水平方向的距離。

c.「Total Inset」_____，指的是_____和_____垂直方向的延伸線上的水平距離。

d.「Seg Width」_____，即子片水平方向的寬度。

e.「Seg Depth」_____，即子片最高點和最低點的長度。

9.填寫出下列名稱：

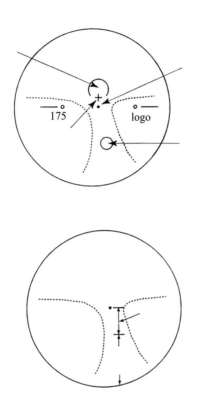

第六章 試 題

試題一

題　目	解　答
1.在討論厚鏡片計算鏡片度數的時候，必須考慮到下列那些因素： a.前弧、厚度、折射率 b.後弧、厚度、折射率 c.前弧、後弧、厚度 d.前弧、後弧、厚度及折射率	**d** 計算鏡片度數時，必須考慮到前弧、後弧、厚度及折射率
2.下列那一種冕玻璃雙光型態鏡片的色相差最小： a.子片[1]部分融合在鏡片的前表面 b.子片部分融合在鏡片的後表面 c.單一塊鏡片 d.包含覆蓋子片線的平頂雙光	**c** 色相差會受到在鏡片上不同折射率的鏡片材質的影響
3.散光度數轉換顯示出： a.鏡片厚度 b.在主徑線上的度數 c.加入度的強度 d.鏡片的直徑	**b** 散光度數轉換顯示出鏡片在那一個徑線上需要研磨多大的曲率
4.增加負度數鏡片的直徑，也會同時增加它的： a.頂點的度數 b.鏡片的中心厚度 c.重量 d.折射率	**c** 不論是那一種鏡片，增加鏡片直徑都會增加鏡片重量

1　子片（segment）：在雙光鏡片上，度數和主要部分不同的區域。

5.圓頂雙光子片[2]的光學中心是位在： a.在子片部分的最頂端 b.在子片部分的幾何中心 c.在子片部分，由上方算下來5mm處 d.在子片部分的最底部	**b** 圓頂雙光子片的光學中心是位在子片部分的幾何中心
6.任何一種多焦點鏡片的基弧，可以在下列當中包含那一個部分的表面找到： a.交叉的曲線 b.散光表面 c.子片部分 d.眼球弧度	**c** 任何一種多焦點鏡片的基弧，是位在和子片的同一面上
7.在正常的稜鏡補償鏡片[3]是研磨在垂直徑線有： a.曲線最強 b.正度數最強 c.正度數最弱 d.負度數最少	**c** 雙中心研磨是研磨在垂直徑線是正度數最弱的位置
8.由處方Rx+1.75−2.75×090，表示的屈光異常為： a.遠視性複性散光[4] b.近視性複性散光[5] c.近視性單性散光[6] d.混合性散光[7]	**d** 混合性散光是那一種有一個徑線位在視網膜前面，有一個徑線位在視網膜後面。這種屈光異常需要用一個徑線為正度數，一個徑線為負度數的鏡片矯正

---

2 圓頂雙光子片（round segment）。

3 稜鏡補償鏡片（slab-off）（Bicentric grind，雙中心的研磨）。

4 遠視性複性散光（Compound hyperopic astigmatism）。

5 近視性複性散光（Compound myopic astigmatism）。

6 近視性單性散光（Simple myopic astigmatism）。

7 混合性散光（Mixed astigmatism）。

9.經過熱處理的方式處置後的鏡片，會使鏡片： 　a.抗撞擊的程度會變少 　b.抗撞擊的程度會增加 　c.表面比較耐刮傷 　d.不可能會破	**b** 熱處理會使鏡片更耐撞擊
10.稜鏡補償鏡片是用來矯正： 　a.散光屈光異常 　b.鏡片的額外重量 　c.在閱讀區域需要額外的不平衡稜鏡 　d.外斜視	**c** 在閱讀區域需要額外的不平衡稜鏡，可以使用稜鏡補償鏡片矯正
11.鏡片經過硝酸鉀溶液的化學方式處理後，會使得鏡片更耐撞擊。這個過程稱為： 　a.離子交換 　b.氧化鐵作用 　c.鹵化銀轉換 　d.熱漂白	**a** 在化學硬化處裡，會使得溶液當中較大的分子取代鏡片當中較小的分子，造成離子交換
12.那一段波長的光線，被指出可能促成白內障的侵襲： 　a.400～520nm 　b.520～635nm 　c.350～400nm 　d.635～750nm	**c** 波長在350～400nm的光線，被指出可能促成白內障的侵襲

13.當一個鏡片被安排並且標記作切割及修飾，鏡片通常會偏離中心位置，使得鏡片在鑲入鏡框之後，光學中心可以對應到患者的瞳孔距離。這是因為下列什麼原因： a.為了避免不需要的稜鏡 b.這個作用是為了美觀 c.為了使用不在中心的鏡片（偏心鏡片） d.為了避免在鼻側部分的邊緣厚度	**a** 將鏡片偏心使它對應到配戴者的瞳孔中心位置，使配戴者透過沒有稜鏡作用的光學中心觀看
14.如果要用玻璃做成完全相同的雙光處方（所有的參數相似），那一種的鏡片型態最重： a.弧頂[8] b.一線雙光[9] c.圓頂子片[10] d.平頂[11]	**b** 由於是成單一鏡片的設計，加入度部分會支配整個鏡片的厚度及重量。如果加入度增加遠距離部分的厚度即鏡片的重量
15.光線抵達眼鏡的前表面，光線： a.部分反射，部分吸收，其餘的折射 b.部分反射，其餘的折射 c.部分吸收，其餘的折射 d.完全的折射掉	**a** 當光線到達鏡片的前表面，它會部分反射，部分吸收，其餘的折射

8　弧頂（Curve top）。

9　一線雙光（Executive）。

10　圓頂子片（Round segment）。

11　平頂（Straight top）。

16.一個凹面的鏡子： a.可以將平行的入射光線聚焦，形成實像[12] b.可以將平行的入射光線聚焦，形成虛像[13] c.總是會將實物產生一個倒立的影像 d.會產生一個比實物更小的虛像	**a** 光線的射線到達成凹面的鏡子，可以聚焦在鏡子前面，形成實像
17.白光在什麼狀況下會分解成為它的組合顏色： a.衍射[14] b.折射 c.反射 d.衍射或折射	**d** 白光會在衍射或折射的過程中分解成為它原來的組合顏色
18.對一觀看者而言，在平面鏡子所看到的影像會： a.顛倒 b.物體大小的一半 c.物體的兩倍大 d.在鏡子後面看到物體影像的距離，和真實物體及鏡子的距離相同	**d** 在平面鏡子後面看到物體影像的距離和真實物體及鏡子的距離相同，因為鏡子的平面反射表面不會改變光線碰到鏡子表面的聚散情形
19.光在那裡行進速率最慢： a.空氣 b.PC鏡片[15] c.水 d.鉛玻璃	**d** 光線在折射率較高的材質當中，行進的速度會比較慢。四種材質當中，以鉛玻璃的折射率最高

---

[12] 實像（real image）。

[13] 虛像（virtual image）。

[14] 衍射（Diffracted）。

[15] PC鏡片（Polycarbonate）。

20.將白光分散成為它構成顏色的鏡片，這是什麼原理的例子： a.消色差的收差[16] b.等色收差[17] c.色收差[18] d.牛頓的穗星收差	**c** 色收差是由將白色光分解成它的組合顏色所形成 .
21.一個鏡片的光學中心是： a.在幾何中心 b.在180的線 c.在「A」及「B」量出來交會的位置 d.在鏡片上，沒有造成光線偏離的光學軸上	**d** 光學軸通過鏡片的光學中心
22.光線通過一個稜鏡後，會往那裡偏離： a.往頂點[19] b.通過一個等於頂點角的角度 c.往基底[20] d.通過基底	**c** 光線通過一個稜鏡時，會往基底方向偏離
23.光源往四面八方所有方向外方行進。這種現象最好的解釋為光的： a.放射的能量 b.光波 c.波浪的形式 d.直線	**c** 光線由光源，以波浪的形式往外往所有方向行進，然後圍繞著物體折彎

---

[16] 消色差的收差（Achromatic aberration）。

[17] 等色收差（Isochromatic aberration）。

[18] 色收差（Chromatic aberration）。

[19] 頂點（apex）。

[20] 基底（base）。

24.一個波的波頂到下一個波頂之間的距離稱為： a.波浪 b.波段 c.波長 d.幅度	c 波長是在波上的一點到下一個波相同的點之間的距離
25.在詮釋可見光波長的範圍時，會有不同的說法，但一般公認是落在： a.100nm～1000nm b.300nm～400nm c.400nm～700nm d.500nm～800nm	c 可見光的波長範圍在400nm～700nm之間
26.白光透過一個鏡片或稜鏡之後，將它分解成各種顏色的組合稱為： a.衍射 b.擴散[21] c.色散[22] d.折射[23]	c 色散是白色光分解成它組合的顏色
27.白光通過一個折射測試介質後，當中那一種顏色折射最多： a.紅 b.黃 c.藍 d.紫	d 波長越短的光線，會越慢通過介質，然後會折射越多。可見光當中，紫色光波長最短

---

[21] 擴散（Diffusion）。

[22] 色散（Dispersion）。

[23] 折射（Refraction）。

28.由介質表面反射的光線，最會受到下列什麼因素的影響： 　　a.介質表面的折射率 　　b.介質表面的鍍膜 　　c.介質表面的規則性 　　d.A-R鍍膜[24]	**c** 從平坦的表面反射的光線，會成規則性，但從粗糙表面反射的光線會散亂
29.由遠方點光源所引起的光線稱為： 　　a.發散[25]光 　　b.聚合[26]光 　　c.平行光[27] 　　d.折射光	**c** 來自20英呎或20英呎以上的光射線，是平行而且不會交會
30.入射線[28]、反射線[29]、及法線[30]以上所有的線條都落在： 　　a.在兩個平面，兩者互相垂直 　　b.在同一個平面 　　c.兩個平面，兩者互相對立 　　d.一起，依入射角而定	**b** 入射線、反射線、法線都落在同一個平面
31.當光線由一介質到另一個介質，所造成的光線折彎稱為： 　　a.衍射 　　b.反射 　　c.折射 　　d.擴散	**c** 折射是光線由一介質行進到另一介質時，將射線光折彎

---

[24] A-R鍍膜：抗反射鍍膜。

[25] 發散（Divergent）。

[26] 聚合（Convergent）。

[27] 平行光（Parallel）。

[28] 入射線（incident ray）。

[29] 反射線（reflected ray）。

[30] 法線（normal）。

32.一射線光，由密度較高的介質通往密度 較低的介質時，光線會折彎往： a.遠離法線 b.往法線方向 c.垂直於法線 d.和入射角相同的角度	a 射線光由密介質進入疏介質時，會遠離法線
33.「法線」的觀念或使用是，這是一條想 像的線，這條線： a.和折射或反射表面成平行 b.在入射線和介質表面接觸點，和入射 　線垂直 c.在入射線和介質表面接觸點，和介質 　表面垂直 d.在折射光或折射線和介質接觸點，並 　且和折射光或折射線垂直	c 「法線」是一想像的線條，這條線條位在射線入射到介質的表面並且和介質表面垂直
34.根據光線折射的定律，下面那一個說明 是正確： a.當光線行進，從原先的介質進入一個 　密度更稠密的介質時，光線會折離法 　線 b.當光線行進，從原先的介質進入一個 　密度更稠密的介質時，光線會折往法 　線方向 c.折射角等於入射角 d.折射角和入射角會落在不同的平面	b 當光線從原先的介質進入一個密度更稠密的介質時，光線會折往法線方向

35.一束的光線通過一個會聚的鏡片之後會：	c
a.接近於平行 b.接近臨界角 c.更聚合 d.比起以前聚合得比較少	射線光通過一個聚合鏡片，會更聚合是因為聚合鏡片會產生正的聚散度
36.一個通過鏡片而沒有被折射的光線稱為：	d
a.臨界射線（critical ray） b.正射線（normal ray） c.主射線（chief ray） d.軸射線（axial ray）	軸射線（axial ray）通過鏡片的前曲率及後曲率的中心，而沒有被折射
37.入射角和折射角的夾角相互垂直，稱為：	d
a.臨界射線（critical ray） b.出射線（emergent ray） c.反射角（angle of reflection） d.臨界角（critical angle）	臨界角（critical angle）是造成入射角折射角形成90°
38.當一平行進來的光線照射到一個凸面鏡子，反射線會：	c
a.所有的光線都會作會聚 b.看起來會聚焦在鏡子前面 c.光源看起來像是在鏡子後面，好像是從鏡子後面發光 d.反射的方向和光軸平行	一平行進來的光線照射到一個凸面鏡子時，光源看起來像是在鏡子後面，好像是從鏡子後面發光

39.一射線進入一個密度較疏的介質，以大於臨界角的角度照射到介質上會： a.以小於臨界角的角度折射 b.以等於入射角的角度折射 c.一部分反射一部分折射 d.完全往內部反射	**d** 射線的入射角大於臨界角，光線會完全往內部反射
40.一個聚合鏡片的次聚焦點它的成像是： a.一個虛像 b.比物體的實際大小大 c.等於物體的大小 d.一個實像	**d** 在會聚鏡片次焦點形成的影像是一個實像
41.在眼睛裡面形成的影像為： a.實像（real）、倒像（inverted）及縮小 b.倒像（inverted）、虛像（virtual）及恢復（reverted） c.正像（erect）、恢復（reverted）及實像（real） d.實像（real）、虛像（virtual）及正像（erect）	**a** 在眼睛裡面所形成的影像，是實像（real）、倒像（inverted）及縮小，和相機上面形成的影像相似
42.由一點光源形成的實際入射線（real objective ray）： a.只會發散 b.有時候也會聚合 c.總是發散但幾乎和無限遠平行 d.總會形成一實像	**a** 由一點光源形成的射線光，會由那點光源發散

43.在一會聚的鏡片上，一個位在無限遠的物體點會在____聚焦： a.在主焦點 b.次焦點是平行射線光，聚焦的點 c.第一表面的曲率中心 d.在鏡片及曲率中心之間的一點	**b** 次焦點是平行射線光，聚焦的點
44.下面所列的像差當中，對眼鏡配戴者而言，最擔心那一種像差： a.球面收差[31] b.彗形像差[32] c.色收差 d.斜散光	**d** 配戴者最擔心的是斜散光，這種狀況必須使用符合一般曲率準則的鏡片矯正
45.下列那一項鏡片像差，基本上它的作用和光線通過稜鏡後色散的特性一樣： a.球面像差 b.色像差 c.扭曲 d.散光	**b** 色像差是光線通過鏡片之後，會造成光線分解
46.一個厚鏡片的焦距是由什麼決定： a.折射表面的曲率、鏡片的厚度以及鏡片的折射率 b.反射表面的曲率及鏡片的寬度 c.物體光的亮度、入射角及物體的距離 d.入射角、反射角及鏡片的中心厚度	**a** 厚鏡片的折射強度是由折射表面的曲率、鏡片的厚度以及鏡片的折射率來決定

---

[31] 球面收差（Spherical aberration）。

[32] 彗形像差（Coma）。

47.那一種介質的折射率最高： a.空氣 b.水 c.冕玻璃[33] d.鉛玻璃[34]	**d** 鉛玻璃的折射率為1.7
48.白色光照射到稜鏡之後，它會： a.會將光線色散成光譜，並且使射線偏往稜鏡的基底方向，而影像往頂點方向偏離 b.使光線色散成光譜，並且使射線偏往稜鏡的基底方向，而影像偏往頂點 c.使光線色散成光譜，並且使影像偏往稜鏡的基底方向，而射線偏往頂點 d.使波長較長的光波偏離得比波長短的光波多	**a** 會將光線色散成光譜，並且使射線偏往稜鏡的基底方向，而影像往頂點方向偏離
49.一個鏡片在下列那一種情況會出現色像差： a.球面度數錯誤 b.包含散光度數 c.有色散 d.軸度錯誤	**c** 色相差是當白光通過鏡片之後，分成它的組合顏色

---

[33] 冕玻璃（Crown glass）。

[34] 鉛玻璃（Flint glass）。

50.參考右圖，A代表： a.光學軸 b.鏡子的曲率中心 c.鏡子的主焦點 d.次焦點 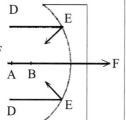	**b** 鏡子的曲率中心到鏡子上所有點的距離都相等
51.參考上圖，線條E通過的點稱為： a.光學軸 b.次焦點 c.鏡子的曲率中心 d.主焦點	**b** 次焦點是平行光通過鏡片之後，聚焦的點
52.使通過鏡片邊緣的射線焦距比通過鏡片中心的射線短，這是鏡片那一種像差： a.彗星 b.視野扭曲（curvature of field） c.色像差 d.球面像差	**d** 球面像差的定義，就是通過鏡片周圍的射線和通過鏡片軸旁的射線在不同的位置聚焦
53.一個符合一般曲率準則的鏡片（corrected curve lens）是： a.前曲率來補償厚度 b.會減少色像差 c.經挑選的基弧，使周邊的異常度數降低 d.有非球面的表面	**c** 一個符合一般曲率準則的鏡片是用來減少鏡片周邊度數的異常（視野邊緣散光及扭曲）

54.在PL+1.00×090的處方中，經研磨後產生的鏡片，是要開立到下列那一種狀況： a.單性近視性散光 b.單純的遠視 c.單性遠視性散光 d.混合性遠視性散光	**c** 單性遠視性散光適用單性正散光鏡片矯正
55.大部分複合的光學鏡片具備： a.球面及散光兩種表面 b.只有球形的表面 c.只有散光表面 d.有一黏牢的部分做加入度	**a** 複合的光學鏡片是由球面及散光兩種表面所組成
56.「塑膠」鏡片是由＿＿＿的合成樹脂材料所做成： a.醋酸纖維（Cellulose acetate） b.硝酸纖維（Cellulose nitrate） c.PMMA d.CR-39	**d** 大部分塑膠鏡片是由CR-39的材質做成的
57.處方O.D.-4.50-1.00×180，O.S.-2.50-1.00×45，這種處方明顯的意味著是： a.混合性不等視（antimetropia） b.遠視（Hyperopia） c.單純性近視（Simple myopia） d.不等視（anisometropia）	**d** 不等視是兩眼需要用不同的度數矯正，一邊的度數要比另一邊強

58.光學十字是用圖表來表示鏡片的： a.表面的曲率 b.符合一般曲率準則的鏡片 c.頂點距離的補償 d.徑線的度數	**d** 光學十字是用圖形表示一個鏡片上的兩個主徑線
59.眼睛沒有在正常的位置而傾向偏離稱為： a.斜視（Tropia） b.斜位（Phoria） c.盲點（Scotoma） d.混合性不等視（antimetropia）	**b** 斜位的定義是有轉動的傾向
60.一個包含一個凹面及一個凸面的鏡片，稱為： a.雙凸鏡（Biconvex） b.複曲面鏡片（Toric） c.雙凹鏡片（Biconcave） d.凹凸透鏡（meniscus）	**d** 凹凸透鏡有一個表面是凹透鏡，一個表面是凸透鏡
61.在上眼瞼Muller肌的交感神經麻痺必須使用： a.展示全景的透鏡狀 b.裂隙眼鏡 c.在遮蓋上加裂縫的眼鏡 d.下垂支架眼鏡	**d** 下垂支架眼鏡

62.研磨成負散光度數型態的鏡片和正散光度數型態的鏡片比較時，優點是： a.前表面較平，能夠更容易鑲嵌到鏡框 b.前表面比較彎，能夠更容易鑲嵌到鏡框 c.較輕 d.減少中心厚度	a 負散光度數型態的鏡片，鏡片的前表面曲率較平，可以更容易鑲嵌到鏡框
63.由於肌肉不平衡造成的外斜視，最常用的處方是： a.負度數 b.正散光度數 c.BI稜鏡 d.BO稜鏡	c 由於肌肉不平衡造成的外斜視，最常用的是BI稜鏡處方
64.−2.00+2.00×090的鏡片度數是用來矯正： a.單純性近視性散光 b.單純性遠視性散光 c.單純性近視 d.混合性近視性散光	a 單性近視性散光是用單性近視性散光鏡片矯正
65.在高度的正度數，使用雙凸透鏡（lenticular）的主要原因是： a.增加正度數 b.增加負度數 c.重量較輕 d.防止紫外線	c 雙凸透鏡其中一個優點是減少鏡片的重量

66.在每一眼都有相同的符號及度數的處方稱為： a.兩眼屈光參差症（anisometropia） b.混合性不等視（antimetropia） c.兩眼屈光不正相似（isometropic） d.正視眼（emmetropia）	**c** 兩眼屈光不正相似（isometropic）
67.正散光鏡片的特性是： a.一平行光會在鏡片後面聚焦在一點 b.透過這鏡片看一物體，在所有徑線都會放大 c.旋轉鏡片時，交叉線會呈現出剪刀狀的動作 d.鏡片中央比邊緣薄	**c** 在正散光鏡片旋轉鏡片的時候，交叉線會呈現出剪刀狀的動作
68.辨識負度數的鏡片，是要＿＿＿： a.透過鏡片看物體，物體移動的方向和鏡片移動的方向相反 b.鏡片中央位置比邊緣厚 c.透過鏡片看物體會覺得比較亮 d.透過鏡片看物體，物體移動的方向和鏡片移動的方向相同	**d** 負度數的鏡片會被認為物體和鏡片移動的方向相同
69.對於近視眼，平行的入射光線形成的影像會： a.在視網膜上 b.在視網膜後方 c.在視網膜前方 d.在視網膜前方及後方	**c** 在近視眼，平行的入射光線形成的影像會落在視網膜前方

70.符合一般曲率準則的鏡片具備： a.發散較少 b.較多的正度數 c.較少的正度數 d.較少的斜散光	**d** 符合一般曲率準則的鏡片，斜散光最少
71.Rx+2.00−1.00×090表示的處方是那一種屈光異常： a.單純遠視 b.混合性遠視性散光 c.混合性近視性散光 d.混合性散光	**b** 混合性遠視性散光是平行光聚焦成兩條焦線，兩條焦線都落在視網膜後面。由於兩個徑線都是正度數，在90°徑線是2.00D，在180°徑線是1.00D，這就形成矯正混合性遠視性散光
72.稜鏡度數是由什麼決定： a.鏡片大小 b.鏡片的曲率 c.光線由行進方向偏離的量 d.鏡片的材質	**c** 稜鏡的強度是用稜鏡屈光度表示，稜鏡的強度在這種單位是測量射線偏離的量，在一公尺遠的距離，以公分表示，射線落下的垂直距離
73.右眼的處方為正度數，而左眼的處方為負度數，明顯的這是： a.正視眼（emmetropia） b.混合性不等視（antimetropia） c.兩眼屈光不等（hetermetropia） d.屈光等同（isometropia）	**b** 混合性不等視是兩眼有相反的屈光異常，一邊為正度數，一邊為負度數
74.鏡片的焦距可以用什麼方式改變： a.將鏡片做得比較小 b.將鏡片做得比較大 c.改變其中一個表面的曲率 d.在表面鍍膜來減少反射	**c** 鏡片的焦距是使光線的平行光束通過鏡片之後，形成實像或虛像焦點的距離。鏡片曲率是以曲率半徑來表示。鏡片的屈光度決定的焦距

75.當光線進入沒有放置矯正鏡片的眼睛，有一部分光線聚焦在視網膜前面，一部分聚焦在視網膜後方，這種患者的屈光異常為： a.近視 b.遠視 c.混合性散光 d.混合性不等視（antimetropia）	c 眼睛屈光異常當中的混合性散光是一個主徑線聚焦在視網膜前面，而另一個主徑線聚焦在視網膜後面
76.當光線進入沒有放置矯正鏡片的眼睛，光線聚焦在視網膜前面，這種患者的屈光異常為： a.近視 b.遠視 c.混合性散光 d.混合性不等視（antimetropia）	a 眼睛屈光異常當中的近視是，如果沒有矯正的話，由無限遠來的射線光聚焦在視網膜前面
77.一個光學鏡片上，前曲率及後曲率之間的關係可以決定： a.屈光度 b.子片的位置 c.有效直徑 d.偏心	a 鏡片的屈光度是將前表面（F_1）及後表（F_2）以代數的方式相加

78.球面像差的形成，是由於： 　a.光線通過一個球面鏡片後，光學中心部分比鏡片邊緣折彎得較少 　b.光學鏡片有色像差 　c.平行的入射光線，在表面上會形成相同的角度 　d.一個球面鏡片，實際上的作用和稜鏡作用一樣，會將白光分解成不同的顏色	**a** 球面像差這種光學上的缺陷是由周邊及軸旁的射線沿著鏡片的光學軸聚焦在不同的位置
79.紫外線的光源為： 　a.太陽 　b.螢光燈 　c.鎢絲電燈泡 　d.以上都是	**d** 紫外線是在光譜當中波長在10nm到400nm的電磁能量
80.由於肌肉不平衡引起的內斜視，最常用的處方是： 　a.正球面度數 　b.負散光度數 　c.BI稜鏡 　d.BO稜鏡	**d** 內斜視是一眼（有時候是兩眼）往內轉的不當對準。一個稜鏡可以將影像往基底方向移位
81.一個漸近多焦點的鏡片有一漸近區域或一狹長通道[35]（累進帶），它的度數是： 　a.逐漸增加 　b.逐漸減少 　c.保持相同 　d.突然改變（abruptly change）	**a** 一個漸近多焦點的基本結構包括遠用部分、近用部分，在遠用部分及近用部分之間是累進帶，當中的度數是逐漸增加

---

[35] 狹長通道，累進帶（corridor）。

82.磨成一線雙光型態的鏡片[36]，突出部分的厚度是由於： a.鏡片的中心厚度 b.光學中心的位置 c.加入度的度數 d.黃金鍍膜	**c** 一個一線雙光的鏡片是一整片鏡片，子片部分延伸到整個鏡片。主要不利的地方是當加入度增加，子片突出會越大
83.用來表示稜鏡量的專有名詞是： a.度（Degree） b.稜鏡屈光度（Prism diopter） c.公釐（millimeter） d.基底（base）	**b** 稜鏡的強度是以稜鏡屈光度（Prism diopter）表示
84.一個磨成符合一般曲率準則的散光鏡片具備： a.逆動 b.加大的影像 c.順動 d.剪刀形的影像	**d** 散光度數的鏡片會產生剪刀形的影像，而當鏡片旋轉的時候，影像會歪斜
85.下列那一個是開立給混合性不等視（antimetropia）的處方： a.+3.00−2.00×050，+1.00−0.50×060 b.−3.00−2.00×040，+1.00−0.50×060 c.−3.00−2.00×050，−1.00−0.50×060 d.+3.00+2.00×050，+1.00+0.50×060	**b** 混合性不等視是兩眼當中分別有相反的屈光度，一邊是正的，另一邊是負的。使用等價球面可以揭露出符合混合性不等視定義的處方

---

[36] 一線雙光形態的鏡片（executive style bifocal）。

86.在一個處方中，詳細規格都相同，只是將它研磨在不同折射率的材料上，那一種最薄： a.冕玻璃（Crown glass） b.PC鏡片 c.CR-39 d.Photo-Gray Extra	**b** 鏡片的折射率越高，光線行進的速度會越慢。光線行進的速度越慢，射線會折彎越多。因此在同樣度數的鏡片，高折射率的鏡片會越薄。以上鏡片的折射率；冕玻璃為1.523；PC鏡片為1.586；CR-39為1.50；Photo-Gray Extra是由冕玻璃1.523做的
87.曲率的弓形高會受到屈光度值及____而不同： a.直徑 b.厚度 c.密度 d.以上全部	**a** 弓形高深度就是在一個圓圈弧形部分的深度或高度，當鏡片的直徑增加，厚度也會同時增加
88.一個在沒有配戴任何矯正度數下，檢查鏡片或鏡框時，最有可能找到瑕疵（例如，劃傷、凹痕等等）的患者是： a.遠視 b.低度近視 c.老花眼 d.高度近視	**d** 近視的人無法看清楚遠方的物體。當這個人往物體方向接近，影像會變得清楚的聚焦在視網膜上。如果近視度數越高，必須越接近眼睛，才能夠看清楚
89.在調節幅度降低及近點聚焦困難，這是什麼狀況的視覺特性： a.弱視（Amblyopia） b.老花眼（Presbyopia） c.眼力疲勞（Asthenopia） d.Estrechiopia	**b** 老花眼的狀況是調節近點已經減少到除非是配戴矯正鏡片，否則無法或不可能執行近距離工作

90.眼睛疲勞（eye fatigue）、不舒服、眼睛疲勞（eyestrain）是定義為： a.眼力疲勞（asthenopia） b.弱視（amblyopia） c.正位（orthophoria） d.遠視（heterophoria）	**a** 眼力疲勞的定義為不舒服、眼睛疲勞
91.在從10'（呎）遠的距離，看Snellen視標卡20／20行上面的字，對應的角度為： a.5分 b.10分 c.20分 d.5度	**b** 20/20敏銳度的定義是，測試距離為20英呎，一個人能夠解析弧形對向角為5分的字體。人和物體的距離更接近會使視角增加，因此如果將距離縮短10英呎，會使視角增加兩倍成為10分
92.眼睛在外觀上沒有出現任何缺陷，但喪失視力，這種狀況稱為： a.眼力疲勞（Asthenopia） b.弱視（Amblyopia） c.Ambyphoria d.老花眼（Presbyopia）	**b** 弱視是一種在沒有明顯的成因狀況下，即使使用鏡片矯正仍然存在有低的視力敏銳度
93.眼睛在不同固視距離，改變聚焦的能力稱為： a.輻輳（convergence） b.眼力疲勞（asthenopia exanopia） c.幅度（amplitude） d.調節（accommodation）	**d** 調節是聚焦在不同的距離時，水晶體調整所需要的屈光度變化的能力

94.如果你＿＿＿，會使影像的大小增加： a.增加前彎 b.將鏡片做得比較薄 c.增加後彎 d.減少前彎	**a** 增加基弧（符合一般曲率準則鏡片的前面）會在正度數產生更大的放大效果，在負度數較少的縮小效果。這結果會增加影像的大小
95.一個人將眼睛從主要位置往下看來閱讀。眼睛這時候是在： a.第二位置（secondary position） b.次主要位置（sub-primary） c.基本的位置（cardinary） d.第三位置（tertiar）	**a** 眼球的第二位置是表示當眼睛直接往上、往下、往外、往內的這些位置。因為在輻輳要閱讀時眼睛是壓下及內收，眼睛會移動到第二位置
96.遠視及近視兩者的近點是在： a.角膜的前面 b.角膜的後面 c.一個在視網膜前面，一個在後面 d.視網膜後面	**a** 調節近點是影像聚焦在視網膜上的最近物體點。在近視及遠視的案例當中，近點是位在眼睛前面
97.通過光學鏡片，對影像放大造成影響的因素為： a.前彎 b.厚度 c.頂點距離 d.以上全部	**d** 在任何特定的鏡片當中，附加到折射系統中放大的量會受到下列因素的影響：厚度、材質、頂點距離、及鏡片前彎

98.OD.3.0-1.0×180，OS.1.0-0.0×180的處方，形容這種狀況的配戴者，最好的專有名詞為： a.屈光異常（ametropia） b.混合性屈光參差症（antimetropia） c.兩眼屈光參差症（anisometropia） d.正視（emmetropia）	c 兩眼屈光參差症是兩眼當中的屈光異常有明顯的差異。混合性屈光參差症是兩眼當中的屈光異常符號相反。而正視眼是正常的眼睛。而這種處方所開立的屈光異常「最好」的答案是c。使用等價球面公式呈現出兩眼之間有+2.5D的差異
99.眼睛當中，那一個介質最會吸收相對短波長的紫外線： a.視網膜 b.水晶體 c.角膜 d.房水	c 在光譜上UV是從400～200nm。UV-B的波長比較短，涵蓋320～290nm。角膜吸收比290nm，這涵蓋會造成更大傷害的UV-B射線
100.一個透明球面冕玻璃鏡片在傳遞過程當中，由於反射會失去： a.10% b.8% c.12% d.6%	b 鏡片的每一表面（包括玻璃及樹脂鏡片）會將照射到它的光線，最少反射掉4%～5%，因此總共會反射掉8%左右
101.CR-39的鏡片材質，由於填加物的不同，折射率會在1.48～1.50之間變化。冕玻璃的折射率為1.523，而PC的折射率為： a.1.617 b.1.586 c.1.554 d.1.502	b 1.586

102.PC鏡片的色散（dispersion）或「阿貝數」（nu value）為： a.58 b.34 c.30 d.26	**c** 阿貝數值所談論的是鏡片材料將白光分解成為它的組合顏色的能力。PC鏡片的阿貝數為30
103.由於折射率及比重的組合，使得PC鏡片： a.比CR-39更輕，但更厚 b.比CR-39更重，且更厚 c.比冕玻璃更輕，但更厚 d.比冕玻璃或CR-39更輕，且更薄	**d** 折射率越高的鏡片越薄。比重支配鏡片的重量。CR材質-39的折射率為1.50，而比重為1.32；PC為1.586，比重為1.20；因此，比冕玻璃或CR-39更輕，且更薄
104.下列那一個是正確： a.現在的PC鏡片實質上會阻擋紫外線 b.有些PC鏡片可以阻擋紫外線 c.PC鏡片對於紫外線的吸收特性有很大的差異 d.有些PC鏡片會傳遞大部分的紫外線	**a** 所有的PC鏡片在沒有經過特殊處理下可以吸收380nm以下的紫外線。紫外線光譜大約是從400nm～200nm
105.$-4.25-1.25\times090$，ADD+2.00的處方中，閱讀用的度數是： a.$-6.25-1.25\times090$ b.$-2.25-1.25\times090$ c.$-4.25-3.25\times090$ d.球面度數+2.00	**b** 計算閱讀用的處方是將遠距離的球面度數以算數的方式加上加入度。散光度數及散光軸度仍然保持不變

106.下列鏡片設計中，那一種鏡片在離開軸的位置觀看時，所產生的模糊程度最少： a.符合一般曲率準則（Corrected curve） b.新月型鏡片（meniscus） c.雙凹面鏡片（biconcave） d.廣角型鏡片（periscopic）	**a** 符合一般曲率準則鏡片的設計是要減少鏡片的阿貝數
107.在雙光鏡片中加入度的度數，和什麼不同： a.遠距離及近距離的前頂點測量 b.遠距離及近距離的後頂點測量 c.遠距離的前頂點及近距離的後頂點 d.在子片表面遠距離及近距離的頂點測量	**a** 遠距離用及近用前頂點度數之間的差異，是用來確定雙光鏡片加入度的度數
108.用驗度儀測得遠用−1.00，近距離度數+1.50，中間距離加入度為+0.50，實際中間度數為： a.+2.50 b.+1.50 c.+0.50 d.−0.50	**d** 遠用的度數測得結果−1.00，中間度數實際加入度為+0.50，實際的中間度數為−0.50
109.符合一般曲率準則的鏡片具備： a.有負的散光度數 b.有正的散光度數 c.前曲率是呈拋物線（parabolic） d.增加鏡片上的有效區域	**d** 使用符合一般曲率準則的鏡片可以增加鏡片上的有效區域

110.和「最小模糊圓（cycle of least confu-sion）」觀念結合在一起的專有名詞是「等價球面（spherical equivalent）」。假設在處方 Rx+4.00+4.00×090中，要將最小模糊圓組合到處方中： a.+2.50D b.+3.50D c.+5.00D d.+5.50D	**d** 等價球面是以在球面度數上加上二分之一的散光度數得到的。如果沒有真正的答案可以選擇最接近的度數+5.50D
111.雙中心研磨（Bicentric grinding）和下列那一個是同義字： a.單片雙光鏡片（one piece bifocals） b.硬樹脂鏡片（hard resin lens） c.稜鏡補償鏡片（slab-off） d.以上皆非	**c** 雙中心研磨會在多焦點鏡片的下半部產生垂直方向的稜鏡作用。這種矯正作用也稱為稜鏡補償鏡片（slab-off）
112.倒轉稜鏡補償鏡片是在鏡片上的近用部分研磨成基底朝＿＿的稜鏡： a.上 b.內 c.下 d.外	**c** 倒轉稜鏡補償鏡片是使用基底向下的稜鏡而不是基底向上的稜鏡
113.倒轉稜鏡補償鏡片（reverse slab-off）是用在治療＿＿： a.負度數最多 b.正度數最多 c.散光最少 d.加入度最多	**b** 倒轉稜鏡補償是放在正度數最多或負度數最少的鏡片

114.稜鏡補償鏡片必須將它研磨在鏡片上的什麼位置： a.負度數最多 b.正度數最多 c.散光度數最少 d.加入度最強	**a** 一個標準的稜鏡補償在負度數最多或正度數最少的部分，會在鏡片上產生一個基底向上的稜鏡矯正作用
115.在將高度近視的患者，鏡片從CR-39改變成高折射率（1.8）玻璃鏡片型式的處方時，必須要： a.增加配戴時的頂點 b.將以往的後曲率以較高的基弧來替代 c.將以往的後曲率以較低的基弧來替代 d.將P.D.做得比較窄，來誘發一些基底朝外的稜鏡效果	**b** 一個人會習慣於先前配戴的弧度及頂點距離。舒適的配戴通常是由能夠最接近患者先前配戴鏡片的基弧及頂點距離的組合。因為高折射率通常有較平的基弧，通常需要比較陡峭的基弧，使鏡片表面盡可能最接近先前配戴的鏡片
116.下列那一種多焦點系列的鏡片，不論遠距離或近距離的PD最難精確的製造： a.Straight top 35 b.Curve top 28 c.Blended round segment d.一線雙光	**d** 一線雙光鏡片中子片的光學中心是位在子片的線上。通常它們也稱為「單中心多焦點鏡片（monocentric multifocal）」
117.在補償閱讀區域有垂直方向的不平衡中，最常使用____： a.雙中心研磨 b.在子片部分做稜鏡 c.不同的子片 d.補償遠距離的處方	**a** 雙中心研磨和稜鏡補償的研磨方式一樣，是用來矯正近距離有垂直方向不平衡的方式當中的一種。另一種方法是提供兩種鏡片，一作為遠距離，另一個作為近距離使用

118.在下一個處方訂單時，下列那一個是不可或缺的： a.鏡片處方 b.鏡框名稱、尺寸，及顏色 c.客人的裝配尺寸 d.以上皆對	**d** 為了能夠正確的滿足處方，以上所有條件都需要
119.下列那一種狀況，你必須將處方諮詢驗配者： a.新處方：+2.00−1.00×090，+0.75−1.25×090 　舊處方：+2.25−1.00×090，+1.00−1.25×090 b.新處方：+2.00−1.00×090，+0.75−1.25×090 　舊處方：−2.25−1.00×090，−1.00−1.00×090 c.新處方：4△Base down O.S.， 　舊處方：2△Base up O.D.，2△Base down O.S. d.以上都要	**b** 在答案a中，處方只有稍微的改變；d中除了將稜鏡分擔到兩眼以達到美觀作用外，本質是一樣；b有較大的變化需要調查，符號相反
120.要切割成48mm圓形，偏離中心4mm in的鏡片時，鏡片在未切割時直徑最少要： a.62mm b.56mm c.52mm d.50mm	**b** 最小鏡片尺寸的公式=E.D.+2×（偏心量）+2mm。以上公式可以簡化為：最小空白鏡片尺寸=E.D.+2×（偏心量）

121.在－10.00D的鏡片，那一種材質的鏡片最耐撞擊： a.經熱處理後的玻璃鏡片 b.PC鏡片 c.CR-39鏡片 d.經化學處理的鏡片	b PC鏡片有高度的耐撞擊，而且經常用作為工業用的護目鏡
122.在三光鏡片的中間度數，最常用的度數百分比為： a.70% b.60% c.40% d.50%	d 在三光鏡片中，中間部分的度數通常是近用加入度的一半60%
123.一般而言，在正球面度數的鏡片度數越高： a.中央的厚度越厚 b.正的表面會越彎 c.鏡片越重 d.以上都對	d 當正度數增加，基弧會變陡峭，鏡片厚度會使重量增加
124.在閱讀的時候，為了減少色模糊（色像差），一個老花眼（+3.00D或更高的度數）最好將多焦點鏡片製造為： a.做成融合型態的玻璃鏡片 b.以單片型態的冕玻璃 c.以單片型態的高折射率的玻璃 d.使用薄板狀的高折射率／冕玻璃	b 在球面鏡片色像差可以透過精心的選擇鏡片材質使它降到最低。在所有的選擇當中，冕玻璃造成的阿貝數最高是58，因此色像差最小。其他鏡片材質的折射率更高，因此阿貝數比較低色像差較大。融合雙光是冕玻璃做基底，結合高折射率的子片部分

125.一個正度數鏡片從主要位置往下移會導致： a.Base up稜鏡效應 b.會使焦距變短 c.會使焦距變長 d.Base down稜鏡效應	**d** 在透過正度數鏡片光學中心的上方看時，會誘發Base down稜鏡效應
126.一般的光學冕玻璃鏡片折射率為： a.1.520 b.1.523 c.1.530 d.1.532	**b** 1.523
127.下列那一種鏡片在雙光的部分，影像跳躍最少： a.Ultex style b.平頂（Flat top） c.Kryptok style lens d.Thinlin 45 style byfocal	**d** 影像跳躍是當配戴者的視線通過子片線時，影像突然的移位現象。移位的量會隨著子片光學中心的位置和頂部之間的關係而定。距離越大，影像跳躍的現象越大。上述答案中，Thinlin的距離最短，子片中心在子片線上
128.患者的處方為$-1.75-0.50\times120$，ADD+2.50，標準的三光鏡片。在處方中，標準的三光鏡片的中間部分讀取值為： a.$-0.50-0.50\times120$ b.$-0.75-0.50\times120$ c.$-0.50-0.50\times30$ d.$-0.75-0v50\times30$	**a** 三光的加入度通常是加入度的一半。為確定中間度數，在遠用度數上加上加入度的一半，而散光度數及散光軸度保持不變

129.下列關於漸近多焦點鏡片的說明當中，那一項是不正確： a.沒有近用的光學中心 b.這是分類為單一片鏡片 c.當加入度提高時，漸近狹長通道的長度也會改變 d.它是以改變前表面曲率的方式來得到漸近的度數	**a** 漸近多焦點鏡片的光學中心位在近用加入度位置的上方10～16mm，在耳側方向的2.0～2.5mm的位置
130.眼鏡的度數從幾度數開始，就必須考慮到補償頂點距離改變造成的度數變化： a.+/−2.00D b.+/−4.00D c.+/−5.50D d.+/−7.00D	**d** 改變鏡片的頂點距離，同時也會改變鏡片的有效度數。度數很少或沒有度數時並不需要補償，當度數到了+/−6.00D就必須考慮補償鏡片的度數
131.一個沒有鍍膜的玻璃鏡片度數−5.00染成灰色#3，會成為： a.中央部分最暗 b.邊緣部分最暗 c.顏色一樣暗 d.顏色稍呈褐色	**b** 邊緣部分一片未鍍膜，厚度變化出現的鏡片會顯示出光線傳輸上面的變化。高負度數染色鏡片，中央部分顏色較淡而在周邊部分顏色比較深
132.如果將一副光學鏡片，每一眼都研磨1△base up稜鏡，配戴者會遭受到： a.2△BU b.1△BD c.不會有稜鏡方面的不均衡 d.每眼0.5△BI	**c** 在一眼有基底向上的稜鏡而在另一眼放入同量的稜鏡量，不會有稜鏡方面的不均衡

133.一個正度數往裡面偏中心，會導致這個鏡片完工後： a.邊緣厚度一致 b.在光學上比正度數往外偏心好 c.鼻側比較厚，耳側比較薄 d.鼻側比較薄，耳側比較厚	**c** 正度數的一個特性是中心位置厚，邊緣薄。將正度數鏡片往內偏心會比以平常的鑲框方法，需要增加鏡片的直徑，同時也會增加鼻側的中心厚度而會使耳側比較薄
134.一般，三光鏡片都是開立給那一種人： a.最少60歲的人 b.一位老花眼 c.大約45歲的人 d.老花眼初期	**d** 三光鏡片或漸近多焦點鏡片最好是提供給加入度為2.00或2.00以上的人。配戴近用加入度1.00～1.75的人看中間距離時還有足夠的調節力
135.稜鏡補償鏡片是研磨成使它在鏡片近距離部分產生一個___稜鏡效應，以減少近距離的垂直不平衡： a.Base Up b.Base In c.Base Down d.Base out	**a** 一片標準的稜鏡補償鏡片在鏡片上最多的正度數或最少的負度數產生一個基底向上的稜鏡作用
136.下列那一種鏡片容易使年輕正視的人，觀看遠距離物體的時候造成視力模糊： a.−2.00 b.+2.00 c.2△BI d.2△BO	**b** 一個正度數鏡片會產生正焦度數並且將光線會聚。因為正視的人有正常的視力，正度數鏡片會阻止光線在視網膜上聚焦，反而會在視網膜前面聚焦而產生模糊的影像

137.在近距離時，最容易忍受下列那一種 稜鏡效應： a.BI b.BO c.BU d.BD	**a** 因為雙光子片實質上是小的正稜鏡，眼睛 會往內聚，因此，只要眼睛在閱讀位置會 誘發基底向內的稜鏡作用
138.一般而言，配戴者在垂直徑線能夠忍 受的不平衡為： a.1⊿ b.2⊿ c.沒有 d.1/2⊿	**d** 通常如果垂直方向存在有0.33⊿的稜鏡不 平衡，就令人難以接受
139.圓頂子片雙光和一線雙光雙光鏡片比 較時，它的優點是： a.它比較不明顯 b.寬度較寬 c.沒有顏色 d.以上皆對	**a** 圓頂子片雙光是比較老式的形態，它的優 點是讓配戴者比較不容易看到。一線雙光 雙光鏡片比較厚，比較容易讓配戴者看到
140.放入太多的BU稜鏡會： a.會使人以及垂直物體看起來較高 b.使人感覺上在走上坡 c.使人感覺上在走下坡 d.使地板看起來下凹	**c** 放入太多基底向上的稜鏡會使人在感覺上 走下坡
141.一個稜鏡屈光度為： a.會使平行光在40cm的距離聚焦 b.在1m遠的距離，使光線偏離1cm c.會將射線光頂點方向偏離 d.使平行光在1m遠的距離聚焦	**b** 一個稜鏡屈光度的定義為在1m遠的距 離，使光線偏離1cm

142.periscopic鏡片的基弧為：	a
a.1.25D	periscopic鏡片負度數的基弧為＋1。
b.4.00D	25D，正度數的基弧為-1.25D
c.6.25D	
d.7.00D	

試題二

題 目	解 答
1.如果處方需要O.U.＋14.00D球面，可以使用最輕的單焦點鏡片為： a.高折射率1.6的樹脂鏡片 b.冕玻璃 c.變色鏡片 d.CR-39	**a** 使用折射率較高的鏡片可以減少鏡片厚度。所有的樹脂鏡片都可以減少整副眼鏡的重量
2.Highlite鏡片的折射率為： a.1.48 b.1.70 c.1.58 d.1.53	**b** Highlite鏡片的折射率為1.70
3.要將一個鏡片裝在尼龍線懸掛的鏡框（半框式）必須： a.鑽孔 b.刻凹痕 c.開溝 d.截成V斜角	**c** 半框鏡框以細線套在鏡片邊緣的溝槽部分來使鏡片固定在鏡框上
4.下列那一種鏡片材質，一般認為對兒童配戴者而言，能夠提供最佳的耐撞擊性： a.熱處理後的冕玻璃鏡片 b.PC鏡片 c.CR-39 d.化學處理過的冕玻璃鏡片	**b** PC鏡片適合兒童裝配，它增加安全性，勝過容易刮傷

5.通常雙中心的研磨方式是用在一種為了在閱讀區得到稜鏡效應來矯正誘發的稜鏡量不平衡。在一般是修正製造過程在鏡片上面研磨成BI結合那一方向： a.In b.Down c.Up d.Out	**c** 在處方最多負度數的地方研磨成基底向上的稜鏡等於全面的不均衡狀態等於處方中基底向下的組合
6.下面所列的雙光鏡片中，那一種可以將光學中心放到子片部分的線上： a.Ultex b.Franklin-type（一線雙光）[1] lens c.Round segment d.Curve top	**b** 1.499在後弧
8.大部分單光CR-39系列的鏡片有一共同擁有的特性是： a.正散光型態 b.一個正方形的模具形狀 c.負散光型態 d.負的基弧	**c** 現代的鏡片製作，是在後弧以負散光型態做在凹表面上。這種鏡片稱為負散光型態
9.高折射率這個名字是在鏡片當中包含： a.氧化鎘[2] b.鈦 c.CR-39 d.紫外線濾鏡	**b** 在高折射率的玻璃鏡片上，經常使用鈦來代替鉛

---

[1] 一線雙光（Franklin-type）Executive。

[2] 氧化鎘（Cadmium oxide）。

10.散光是以有含什麼的鏡片來矯正： a.正度數 b.負度數 c.散光度數 d.稜鏡度數	**c** 散光是用組合或球面散光鏡片矯正
11.近視都是要用什麼矯正： a.負度數 b.正度數 c.散光度數 d.軸度	**a** 近視需要使用負度數鏡片減少光線會聚的能力，使它聚焦在視網膜上
12.在鏡片上利用像是氟化鎂的物體沈澱金屬薄膜到完工鏡片的表面，這是為了要： a.減少光線的傳遞 b.減少反射 c.減少重量 d.增加度數	**b** 氟化鎂是一種有效的鏡片抗反射鍍膜方式
13.在大部分案例，在融合雙子片多焦點鏡片中，子片之間的距離為： a.10～11mm b.13～14mm c.16～17mm d.7～8mm	**b** 雙子片鏡片的兩個子片在垂直方向分隔13～14mm
14.白內障用眼鏡的鏡片，最好是做成： a.低基弧 b.高基弧 c.球面基弧 d.非球面基弧	**d** 在高正度數的白內障術後鏡片，通常使用非球面鏡片來提供可接受的視覺

15.下垂支架是用來支撐： a.下眼瞼 b.上眼瞼 c.鼻樑 d.鼻墊	**b** 下垂是上眼瞼下垂，下垂支架是用來支撐下眼瞼的皮膚，以避免皮膚落下使得眼睛閉合
16.大部分非球面的表面是： a.呈散光 b.用模具鑄造 c.球形 d.玻璃	**b** 非球面鏡片表面的形狀會變化。在整個表面，並沒有相同的曲率半徑
17.玻璃的變色鏡片是使用那一種原料，造成它曝露在紫外線之後會變暗： a.鹵化銀（siver halides） b.硝酸銀（siver nitrate） c.氧化鐵（iron oxide） d.氟化鎂（magnesium fluoride）	**a** 改變的過程是由於玻璃裡面的鹵化銀晶體被紫外線催化，造成整個鏡片變黑
18.所謂雙光鏡片的基弧，是下列那一個所位在的表面： a.子片（segment） b.散光（cylinder） c.交叉曲線（cross curve） d.負度數（minus power）	**a** 半成品的鏡片只有在前表面的基弧完工。在多焦點的案例，在半成品型態的鏡片，標準的程序是將子片做在前表面
19.很少用不同的子片來補償____： a.頂點距離 b.過矯正 c.垂直不平衡 d.在遠距離誘發的稜鏡量	**c** 雖然在於處置垂直不平衡時，使用不同的子片的實用是明確、便宜、立即可使用的方法。但是大部分的配戴者會抗拒配戴不同形狀子片的意見

20.下列那一種鏡片，製造廠商在鏡片上有調刻上辨識記號： a.三光鏡片 b.兩眼等像（iseikonic） c.單光鏡片 d.多焦點鏡片	d 每一種多焦點鏡片都會由製造者在鏡片前表面蝕刻或做記號
21.在為潛在的多焦點鏡片[3]配戴者挑選鏡框時，要避免下列那一種情形： a.圓形，鏡框P.D.等於配戴者的P.D. b.方形，鏡框P.D.大於配戴者的P.D. c.飛行員的形狀，鏡框P.D.大於配戴者的P.D. d.方形，鏡框P.D.等於配戴者的P.D.	c 在上述選擇當中，鏡框的形狀是一個重要因素。鏡框下鼻側近用漸進光學區域部分，必須有足夠的鏡片區域
22.在鼻子非常長的人，選擇裝配多焦點鏡片的鏡框時，裝配者必須避免： a.如果配戴者的P.D.很窄，會發生喪失閱讀部分 b.如果配戴者的P.D.很寬，會發生閱讀部分太多 c.患者是否能配戴漸近多焦點鏡片 d.這副框是否能用作為漸近多焦點鏡片	a 選擇的鏡框，在鼻側下方近用漸近光學區域部分必須有足夠的鏡片區域

---

[3]多焦點鏡片（progressive addition lens）。

23.患者抱怨舊眼鏡戴起來比新的眼鏡清楚（相同的處方），我們該怎麼辦： a.叫顧客回到驗光者 b.重做鏡片 c.將鏡片換到一副新鏡框 d.檢查頂點距離及基弧	**d** 由於處方沒有變化，會影響到視覺的參數是鏡片的定位（頂點距離）、改變鏡片材質或改變基弧的形狀
24.當一個顧客抱怨眼睛出現劇烈疼痛時，你該如何處置： a.取得完整的病史 b.用眼底鏡作眼睛外部的檢查 c.將顧客轉診給眼科醫師 d.用筆燈作瞳孔反應檢查	**c** 由於以上的答案已經超出驗光範圍，所以必須將顧客轉診給醫師
25.對一新眼鏡而言，為什麼提供實事求是的交付時間非常重要： a.為了和同區域的眼鏡店競爭 b.少說交付時間或延緩交件會使客人失望 c.工廠的進度都會比較慢而且可以預期到會延緩 d.你可以在診療所內更有效的控制顧客的流暢	**b** 必須將確切的交件日期告訴客人，少說交付時間或延緩交件會使客人失望
26.在剛和一位新顧客接觸的幾分鐘內，你必須： a.引起顧客對你的能力感覺到有信心 b.著手在你的「販賣談話技巧」 c.詢問關於可用預算 d.核對他們的敏銳度	**a** 在保持一個客人時，引起顧客對你的能力感覺到有信心非常重要

27.在你交易進行中，隨時將販賣談話技巧做註釋寫下有助於： a.寫下你的工作單 b.和顧客回顧他的期待 c.組織你的販賣對話 d.以上皆對	**d** 適切的記錄所有的訊息，可以消除猜想並且增加客人的信心。
28.如果配戴者是固視在眼前24"的一點，這種狀況下測得瞳孔距離為： a.遠距離 b.中間距離 c.近距離 d.最精確的	**b** 閱讀的平均距離為14"～16"。聚焦在24"可以增加到中堅距離的工作範圍
29.重寫下列的處方後，那一個處方是開立給遭受到複視折磨的年輕配戴者，使用鏡片使它平衡： O.D.−1.00−0.50×090；3△B.U. O.S.−1.25−0.50×090；1△B.D. a.O.D.−1.00−0.50×090；3△B.D. 　O.S.−1.25−0.50×090；1△B.U. b.O.D.−1.00−0.50×090 　O.S.−1.25−0.50×090 c.O.D.−1.00−0.50×090；1△B.U. 　O.S.−1.25−0.50×090；1△B.D. d.O.D.−1.00−0.50×090；2△B.U. 　O.S.−1.25−0.50×090；2△B.D.	**d** 為了在眼鏡上兩個不同的稜鏡量，平衡眼鏡的重量及兩個鏡片的美觀，我們可以將兩個稜鏡量平均分擔到兩眼

30.能夠將整副塑膠框承受的重量，完全的放到鼻墊的鼻樑型態為： a.全托樑（Full saddle） b.半托樑（Semi-saddle） c.雕刻（Sculpture） d.Keyhole	**d** Keyhole鼻樑型態將重量只分配到旁邊
31.在設計一個符合一般曲率準則的鏡片時，必須注意不可以有下列那一種的像差： a.彗星像差（coma） b.色像差（chromatism） c.球面像差（spherical berration） d.緣的散光（marginal astigmatism）	**d** 邊緣形成的散光也是斜方向形成的散光，這對配戴者來說會造成很大的困擾。其他的像差會被允許光線進入眼睛的瞳孔隔離
32.多焦點鏡片的高度，通常是從那裡開始量： a.鏡片的最低位置 b.鏡框下緣的最低位置 c.鏡片的上緣 d.鏡框的上緣	**b** 子片的高度是以公釐為單位，從鏡框下緣的最低位置量到子片頂部
33.在安裝漸近多焦點鏡片，必須完成幾項重要的測量。其中最重要的是： a.鏡片尺寸 b.測量鏡框的鼻樑尺寸 c.測量單眼的瞳孔距離 d.測量眼鏡腳的長度	**c** 裝配漸近多焦點所需要做的標準作法，需要測量單眼的瞳孔距離

34.在正確的安裝漸近多焦點鏡片時，什麼測量是不可缺的： a.雙眼P.D.，雙眼的子片高度，E.D. b.雙眼P.D.，單眼的子片高度，E.D. c.單眼P.D.，單眼的子片高度，E.D. d.單眼P.D.，雙眼的子片高度，E.D.	c 裝配漸近多焦點所需要做的標準作法，需要測量單眼的瞳孔距離，單眼的子片裝配高度。需要E.D.來決定空白的鏡片尺寸
35.在測量漸近多焦點鏡片子片高度時，你必須測量： a.由眼瞼邊緣開始，沿著累近帶垂直往下到鏡框下緣 b.由PRD減掉特別漸近累近帶的長度 c.從瞳孔中心到鏡框的最下緣 d.由漸近光學中心的中央，到最大閱讀部分的中央	c 裝配十字線必須裝配在瞳孔中心及同時必須量出到鏡框的最下緣垂直方向的長度
36.下列除了那一個項目外，都是在確認漸近多焦點鏡片單眼子片部分的高度： a.角膜反射的瞳孔距離測量 b.塑膠尺 c.標記安裝膠帶 d.角膜反射安裝膠帶方法	a 角膜反射的瞳孔距離測量
37.在鏡片測量的方框鏡框標示法[4]系統中，「B」代表： a.型號 b.鏡片寬度 c.鏡片深度 d.不同的地方	c 鏡片深度在方框鏡框標示法系統中「B」，代表鏡框上垂直方向的長度

---

[4] 方框鏡框標示法（boxing system）。

38.在未切割的鏡片中計算弓形高深度時，和下列那一項沒有關係： a.鏡片染色 b.中心厚度 c.鏡片直徑 d.曲率半徑	a 除了鏡片染色之外，其他都是計算弓形高深度時的參數
39.DBL[5]這個名稱使用在關聯到鏡框時是什麼意思： a.鏡片的A（水平方向）測量 b.鏡片的B（垂直方向）測量 c.兩個鏡片之間最短的距離 d.兩個鏡片幾何中心之間的距離	c 兩個鏡片之間最短的距離
40.方框鏡框標示法系統中，A「尺寸」表示： a.最長對角線的測量 b.垂直方向最遠的距離 c.水平方向最遠的距離 d.鏡片之間的最長距離	c 方框鏡框標示法系統中，「A」表示水平方向最遠的距離
41.如果在一鏡片上鍍上抗反射膜時，它的厚度為： a.進來光線波長的3/4 b.進來光線波長的1/4 c.反射光波長的3/4 d.反射光波長的1/4	b 當鍍膜的厚度是入射光波長的1/4，會改變相互之間的反射作用

5　DBL：為兩個鏡片之間的距離，也等於鼻樑的寬度。

42.抗反射鍍膜是根據那一個原理： a.衍射 b.反射 c.干擾 d.反射及干擾	**d** 當鍍膜的厚度是波長的三倍，入射光的反射作用會相互取消，或造成破壞的干涉
43.變色鏡片在那一種天候狀況下最暗： a.溫暖，明亮的日子 b.冷，明亮的日子 c.陰，溫暖的日子 d.陰，冷的日子	**b** 除了對光線敏感，變色鏡片在冷的溫度下會比較暗
44.下列那一種職業，最適合配戴雙光鏡片： a.會計 b.電氣工 c.教師 d.律師	**b** 雙子鏡片是專門設計提供給在往上看時，需要看中間距離及近用距離的人
45.在透明冕玻璃的原料上加入什麼材料會使鏡片有吸收的效果： a.特別的酸（special acid） b.觸媒（catalysts） c.氧化金屬（metallic oxides） d.矽（silica）	**c** 在鏡片中加入氧化金屬到未加工的原料中，會成為染色的玻璃鏡片

46.配戴者希望在他的處方＋8.00D.S.,O. U.當中染成相同的顏色。最好的解決辦法為： a.染色的玻璃鏡片（tinted glass） b.雙凸透鏡（lenticular G） c.鉛玻璃（flint） d.染色的樹脂鏡片	**d** 由於玻璃鏡片整片都含有礦物，材質越厚，顏色會越深。由於樹酯鏡片是染色的，鏡片的厚度並不會影響鏡片的顏色
47.太陽的放射線當中，那一波段的特性主要會造成溫度上升的效果： a.紫外線（ultraviolet） b.紅外線（infrared） c.藍外線（ultrablue） d.infraviolet	**b** 紅外線的一般來源為直接陽光照射，因熱溶化的物質、電弧燈光及紅外線燈，所有產生熱的來源
48.PC鏡片可以用在那個地方： a.焊接安全帽的窗口 b.工業用安全護目鏡 c.太陽眼鏡及運動用眼鏡 d.以上皆對	**d** 如果是安全為主要考量，PC鏡片是優先選擇
49.通常是以什麼單位測量眼鏡腳的全長： a.公釐 b.公分 c.公寸 d.公尺	**a** 眼鏡腳的長度只有用公釐表示
50.鏡片測徑器經常是用來測量： a.鏡片直徑 b.雙光的高度 c.折射率 d.鏡片厚度	**d** 鏡片測徑器是用來測量鏡片厚度

51.下列那一種鏡片需要適當的放置累進帶： a.三光鏡片 b.混合雙光 c.漸近多焦點鏡片 d.兩眼等象（iseikonic）	c 漸近多焦點鏡片在鏡片的中央部分，連接遠用部分及近用部分之間有累進帶
52.在核對整副眼鏡時，為了確認沒有遺漏掉任何細節，必須使用： a.最後檢查清單 b.鏡片測量 c.P.D.尺 d.鏡片測徑器	a 品管，通常是屬於最後檢查，小有系統的完成才不會遺漏
53.如果無水晶體鏡片全景的染色得太深，預期會發生什麼事： a.雙光部分會變得太高 b.沒有任何變化 c.會誘發屈光度數的異常 d.會發生誘發出垂直不平衡	c 改變鏡片傾斜，會誘發鏡片邊緣的散光。它也會影響鏡片頂點的定位，尤其在用來矯正缺少水晶體的配戴者，特別要注意
54.一個客人到你店裡要求調整眼鏡。經過仔細檢查之後，只有鏡面前傾角[6]傾斜太多需要調整。你要做怎樣的必要調整： a.將鼻墊臂往上拉 b.調眼鏡腳的角度，將尾端往上調 c.調眼鏡腳的角度，將尾端往下調 d.將鼻墊臂往下調	b 握住鏡框前緣，然後將眼鏡腳往上調可以減少鏡面前傾角

---

6 前傾角（pantoscopic tilt）。

55.為了使鏡框或鏡架上面的鼻墊或之間的寬度增加，鼻墊臂要往那一個方向調： a.由鼻樑架往外 b.由鼻樑架往上 c.由鼻樑架往內 d.由鼻樑架往下	**a** 為了增加鼻墊或之間的寬度，將鼻墊臂往外調
56.對需要配戴強度的白內障鏡片的無水晶體配戴者而言，可以發現到下列那一種裝配技術最有益： a.negative face form b.頂點距離短 c.在平均前傾角的上方 d.後傾斜角（Retroscopic angle）[7]	**b** 正度數鏡片宜離開眼睛，顯示出更多的正度數，所以減少頂點距離會減少放大效果
57.當眼鏡面的前傾角增加： a.等價球面會減少 b.必須提高光學中心 c.會誘發角度在90°方向的散光度數 d.要降低光學中心	**d** 前傾角每增加2°，需要降低光學中心1mm
58.如果指出一個鏡框有前傾角時，就符合下列那一項： a.鏡框下緣底部比頂部更往外 b.鏡框下緣底部比頂部更靠近 c.鏡框的鼻樑部分比尾端更往外 d.鏡框的鼻樑部分比尾端更靠近	**b** 有前傾角存在時表示，鏡框的上緣比下緣更離開臉部

---

7 後傾斜角（Retroscopic angle）：鏡框的下緣較上緣離眼睛較遠。

59.當一個鏡框被指出有後傾斜角時，表示就符合下列那一項： a.鏡框下緣底部比頂部更往外 b.鏡框下緣底部比頂部更靠近 c.鏡框的鼻樑部分比尾端更往外 d.鏡框的鼻樑部分比尾端更靠近	a 後傾斜角則表示，鏡框上緣比鏡框的下緣更靠近臉部
60.當一個鏡框被指出（positive face-form）時，表示符合下列那一項： a.鏡框下緣底部比頂部更往外 b.鏡框下緣底部比頂部更靠近 c.鏡框的鼻樑部分比尾端更往外 d.鏡框的鼻樑部分比尾端更靠近	c 鏡框的前緣是從鼻樑的位置調彎來形成臉部形狀
61.「弧狀」（Bowing）眼鏡腳是在表示： a.將眼鏡腳往下調 b.將眼鏡腳往上調 c.使眼鏡腳的角度往外 d.將眼鏡腳調成圓弧形符合到頭部	d 弧狀眼鏡腳是將眼鏡腳調成圓弧形符合到頭部
62.一個拿著一張處方進來，他的處方是在預點距離為12mm時，需要大量的正度數（＋12.50D）。在選擇鏡框後，鏡片和眼睛的頂點距離為14mm。你在訂鏡片的時候需要做怎樣的改變： a.更多的正球面度數 b.更少的正球面度數 c.更多的負散光度數 d.更少的負散光度數	b 將正度數鏡片移離開眼睛時，需要一個較弱的度數補償。要加入負度數

63.患者配戴−15.00D的鏡片，把眼鏡移更靠近眼睛，這個動作對眼鏡的有效度數會造成什麼作用： a.增加負度數的作用 b.減少負度數的作用 c.造成BI的稜鏡作用 d.造成BO稜鏡作用	**a** 將負度數鏡片移更靠近眼睛，會增加負度數的作用
64.如果鏡框的下緣碰觸到臉頰，處理這種狀況所需要的調整是： a.將鼻墊調開一點 b.將鼻墊臂往上折彎 c.增加鏡面的前傾角 d.減少鏡面的傾斜角	**d** 要將鏡框移開碰觸到的臉頰，需要減少鏡面的傾斜角
65.如果鏡框頂部的前方壓迫到眉毛，要修正這種狀況所要作的必要調整為： a.將鼻墊臂調長 b.將鼻墊臂調短 c.減少鏡面前傾角 d.減少眼鏡腳的長度	**a** 如果要將壓迫到眉毛的鏡框頂部移開，必須將鼻墊臂調長
66.在調整鏡框時，下列那一項調整可以使前緣降低： a.使前傾角更傾斜 b.將鼻墊調得更接近鼻樑 c.將鼻墊臂由鼻樑往下折彎更多 d.將鼻墊從鼻樑部分調得更開	**d** 要使整副鏡框整個從臉部下降，要將鼻墊從鼻樑部分調開一些

67.為了解除鼻墊後緣在鼻樑上所造成的過度壓迫，最佳的調整為： a.將兩個鼻墊調近一點 b.將鼻墊展得更開（將後緣展得更開） c.將鼻墊臂調升 d.將鼻墊臂調低	**b** 如果鼻墊的後緣壓迫到會痛，將鼻墊展得更開（將後緣展得更開）
68.如果鼻墊臂往上彎，而且鼻墊並不是在一條線上，調整方式為： a.將前沿提高 b.將前沿降低 c.在前沿做成後傾斜角 d.將前沿往外推	**b** 將前沿降低
69.如果右眼鏡腳往下彎得太多，調整方法為： a.將右邊的前沿調低 b.將右邊眼鏡腳的壓迫程度放鬆 c.將右邊的前沿部分往外推 d.將前沿的右邊部分調高	**d** 將右眼鏡腳往下調，可以將鏡框右前沿調高
70.如果鼻墊臂過長，調整方法為： a.將前沿提高 b.將前沿降低 c.將前沿調近一點 d.將前沿往外面推	**d** 延伸鼻墊臂會增加鏡框的頂點距離
71.如果鼻墊靠得太近，調整的方式為： a.提高前沿 b.將前沿降低 c.將前沿調靠近臉部 d.放鬆眼鏡腳上面的壓迫	**a** 將可調整鼻墊之間的距離縮短，會使整副鏡框提高在臉上的位置

72.如果右眼鏡腳的角度偏向外，調整方法為： a.將前沿的右邊往右眼方向調 b.將前沿的右邊推離開右眼遠一點 c.將前沿的右邊調高 d.將前沿的右邊調低	**a** 將右眼鏡腳往外調，會使鏡框的右邊移近臉部
73.為了解除兩耳所受到的壓迫，最佳的調整方法為： a.增加眼鏡腳到折彎的長度 b.縮短眼鏡腳到折彎的長度 c.增加鼻墊斜面的角度 d.減少鼻墊斜面的角度	**a** 如果眼鏡腳太早折彎，會使眼鏡腳靠到軟骨。重新調整眼鏡腳到折彎的長度
74.在調整搖動鼻墊最佳的鉗子是： a.Gooseneck b.Strap c.Chappel end d.Half round	**d** 半圓或方圓的鉗子比較不會破壞眼鏡金屬絲上面的鼻墊臂
75.下列那一種鏡片，容易使年輕正視的人觀看遠距離時視力模糊： a.$-2.00D$ b.$+2.00D$ c.$1.00\triangle BI$ d.$1.00\triangle BO$	**b** 在自覺式驗光中使用足夠的正度數，使物體影像落在視網膜前面來防止調節

76.在為了使客人配戴的漸近多焦點鏡片能夠有最佳的表現，必須遵守下列規範： a.頂點距離12mm，前傾角12°～15°，稍微調整成臉部的形狀（slight face form adjustment） b.頂點距離6mm，前傾角20°～25°，不必調整成臉部的形狀 c.頂點距離6mm，後傾斜角12°～15° d.頂點距離12mm，沒有傾斜，不必調整成臉部的形狀	**a** 一副鏡框必須有足夠的臉部形狀，只要睫毛不會刷到鏡片頂點，距離要儘可能短，而且前傾角可以調整
77.理論上，如果下列鏡片每一個都將遠距離的P.D.做得寬5mm，那一種鏡片仍然可以被接受： a. +4.00 b.+4.00−4.00×180 c.+2.00−4.00×45 d.−4.00+2.00×90	**c** 除了「c」以外，所有的處方在180°都有度數。在「c」中在180°徑線，度數為0
78.由American National Standard Institute對一般的眼鏡配戴者而言，落球測試的詳細說明為： a.1"鋼球，從50"的高度度落下來 b.5/8"鋼球，從40"的高度度落下來 c.5/8"鋼球，從50"的高度度落下來 d.1"鋼球，從40"的高度度落下來	**c** 耐撞擊試驗的測試，是用5/8"的鋼球，從50"的高度度落在鏡片上

79.根據FDA的規定，標準的落球測試中鐵球的高度為： a.50" b.80" c.60" d.70"	**a** 根據ANSI規定，所有的鏡片表面都能夠禁得起5/8"的鋼球，從50"的高度落下來
85.一個交叉曲線是： a.在鏡片上唯一的曲線 b.複曲鏡片表面上曲率較強的 c.基弧的另一個專有名詞 d.周圍的曲率	**b** 複曲鏡片表面上曲率較強的
86.一條線畫在鏡片的最下緣及最上緣中線之間相切的平行線，稱為： a.區分線（dividing line） b.配置線（layout line） c.參考線（datum line） d.視差線（parallax）	**c** 參考線是在鏡框上下相切的兩條水平線之間所畫的一條平行線
87.如果P.D.=65/62，Rx＝＋4.00 OU，加入度＋4.00，O.U，建議的位移是： a.在OU是1mm b.在OU是1.5mm c.在OU是2mm d.在OU是3mm	**b** 位移可以定義為在近用及遠用之間的一半

88.在Rx−9.50 O.S.ADD＋2.50的處方中，下列那一種型態的雙光鏡片，造成的總稜鏡作用最少： a.一線雙光 b.ST40 c.Round 22 d.Ultex A	**a** 計算垂直之間的不平衡是依遠用的光學中心到近用的光學中心之間的距離的因素而定。如果將這段距離縮短，稜鏡量也會縮小。一線雙光子片的光學中心位在線上
80.為了在安全鏡片執行落球測試，必須用一個直徑5/8"的鋼球，從50"落到鏡片的表面，鋼球的重量為： a.5/8oz b.6/10oz c.1oz d.5oz	**b** 在鏡片表面的安全性的落球測試，必須用重量為6/10oz、直徑5/8"的鋼球，從50"的高度落到鏡片表面
81.在為小兒童裝配眼鏡的時候，正確的____角是以調整鼻墊的角度使它符合到每一個鼻墊停靠在鼻子上的角度來得到： a.前額（Frontal） b.垂直（Vertical） c.頂端（Crest） d.展開向外擴張（Splay）	**d** 正確的展開向外擴張的角度是以調整鼻墊的角度，使它符合到每一個鼻墊停靠在鼻子上的角度
82.在使用____時，過耳髮型的幫助最舒服： a.library眼鏡腳 b.skull眼鏡腳 c.comfort cable眼鏡腳 d.convertible眼鏡腳	**c** comfort cable眼鏡腳

83.雙中心的研磨也就是：	**a**
a.稜鏡補償鏡片（slab-off）	為了減少光學鏡片在閱讀部分的垂直方向
b.安全斜角（safety bevel）	的稜鏡作用，光學鏡片在鑄模或表面加工
c.稜鏡軸（prism axis）	的一種程序。這稱為稜鏡補償鏡片
d.閱讀高度（reading level）	
84.如果模具上標記「set-4」模具「A」的	**b**
尺寸為：	「set-4」的意思是需要的鏡片尺寸需要
a.36.5mm	加上4mm。因此如果標準的邊緣設定為
b.40.5mm	36.5，必須加上4mm，最後的設定為40.5
c.40.0mm	
d.39.5mm	
89.三光鏡片的中間部分是設計在____英	**b**
吋的距離產生清楚的影像：	這個區域是用來觀看不是位在正常閱讀距
a.20"	離的物體，但是足夠讓觀察者可能透過遠
b.30"	用部分得到清楚的影像
c.16"	
d.50"	
90.在漸進多焦點鏡片（PAL）中，稜鏡作	**c**
用是在____確認：	在裝配交叉線正下方的一點，是主要參考
a.裝配交叉線	點的所在位置，以這點來確認稜鏡作用
b.確認近用度數的較低圓圈	
c.在裝配交叉線正下方的一點	
d.上面的半圓	

91.在中和一個漸進多焦點鏡片時，必須由誰來決定證實遠距離的度數： 　a.醫生 　b.製造者 　c.裝配者 　d.以上皆非	**b** 在確認漸進多焦點鏡片，製造者決定遠用度數必須在那裡確認，這稱為遠用參考點，這是用一個半圓標記
92.測量頂點距離所使用的儀器稱為： 　a.Vertometer 　b.Exophthalmometer 　c.Calipers 　d.Distometer	**d** Distometer以公分為單位，測量出鏡片後表面到眼睛之間的距離
93.在下面當中，給小孩子裝配時你最好使用： 　a.平頂[8]35 　b.圓頂[9]22 　c.Baseball design 　d.平頂28	**a** 大部分的兒童會很容易並且很自然的配戴平頂雙光鏡片。通常是建議，寬度為35mm的寬閱讀子片
94.對一個需要高於眼睛水平近距離觀看的水管工人而言，你會選擇那一種子片型態的鏡片： 　a.Ribbon 　b.Round 22 　c.Franklin style 　d.Double D	**d** 有一些人，像是往上看時需要看中間距離或近用距離的人，像是水管工人或其他特殊行業。Double D是設計提供給這些人使用

---

[8] 平頂（Straight-top）。

[9] 圓頂（Round）。

95.DBL[10]的意思是： a.Distance below line b.Decentration between lens c.Close distance between lens d.Double D	**c** 在方框鏡框標示法中，DBL的意思是兩個鏡片之間的最短距離
96.如果B＝44，子片要設在3以下，雙光的高度為： a.22 b.20 c.19 d.18	**c** 雙光的高度為「B」的二分之一減掉到下面的距離
97.站著時，頭部往後仰的人，在測量一個多焦點鏡片時必須將它的節片設在： a.比正常的高 b.沒有補償 c.比正常低 d.位移要更大	**c** 站著時，頭部往後仰的人，設定子片位置時，必須比正常的高度低，以確保子片部分不會影響到也不會干擾到遠用的視力
98.在閱讀高度需要矯正垂直不平衡的樹脂鏡片中，你會選擇那一個鏡片來研磨成雙中心： O.D.−1.00−1.00×045 O.S.−4.00−1.00×060 a.O.D. b.O.S. c.將矯正分散到兩眼 d.這個處方中不需要雙中心的研磨	**a** 稜鏡補償鏡片或雙中心研磨鏡片，在閱讀區域會產生基底向上的稜鏡作用。這是研磨在最弱正度數或最強負度數鏡片的90°徑線上

---

10 「DBL」為兩個鏡片之間的距離，也等於鼻樑的寬度。

99.在兒童中，平均的輻輳距離為： a.5mm b.2mm c.6mm d.3mm	**b** 兒童的輻輳量為2mm，而不是大人平均的3mm
100.大部分的多焦點鏡片最小的安裝高度為： a.18mm b.22mm c.26m d.29mm	**b** 瞳孔中心到鏡框下緣最少要有22mm
101.下列當中每一個都有24mm的高度，要裝配漸進多焦點鏡片（PAL）時，那一個是你最後一個選擇： a.飛行員（Aviator） b.圓形（round） c.橢圓形（Oval） d.八角形（Octagonal）	**a** 鏡框上在下鼻側部分，必須要有足夠的鏡片區域。飛行員款式的鏡框是最差的選擇
102.在眼鏡鏡框最常用的塑膠材料為： a.醋酸纖維（Cellulose acetate） b.硝酸纖維素（Cellulose nitrate） c.丙酸纖維素（Cellulose aceto-propionate） d.Polymethyl methacrelate	**a** 製作眼鏡框使用的材料為醋酸纖維

103. 一種熱塑性塑膠鏡框，是由模子做的而不是用壓印的方式做成的，而受熱會回復到原來的形狀，這是： a.Cellulose acetate b.Cellulose aceto-propionate c.Optyl d.Nylon	**c** Optyl
104. 一種鏡框材料具有高度的彈性，如果定時性的浸泡在水中，隔夜會保持其彈性： a.Cellulose acetate b.Cellulose aceto-propionate c.Optyl d.Nylon	**d** Nylon
105. 一種材料可以做得很薄，強度夠，非常輕的鏡框，但是這種材料沒有辦法調整，因此主要是用在鏡框面，這種材料是： a.Cellulose acetate b.碳纖維（carbon fiber） c.Optyl d.Nylon	**b** 碳纖維（carbon fiber）

106.有一種以尼龍為基礎的眼鏡框材料，它非常堅固，非常輕，透明，不易引起過敏，可以做得非常薄，這是： a.Polyamide b.碳纖維（carbon fiber） c.Optyl d.Nylon	**a** Polyamide
107.眼鏡框最常用的材料，主要是由鎳組成，和第二種最大宗的銅所組成的是： a.鋁 b.蒙耐合金 c.鎳銀齊 d.不銹鋼	**b** 蒙耐合金
108.一種鏡框材料非常的輕，不會銹或腐蝕，強度非常好，但是傾向於很貴而且不易焊接，這是： a.不銹鋼 b.鈦 c.鎳銀齊 d.金	**b** 鈦材料非常的輕，不會銹或腐蝕，強度非常好，但是傾向於很貴而且不易焊接
109.一種鏡框材料，由鐵及鉻所做成，高度的抗腐蝕，而且富有彈性，這種使它適合做成眼鏡腳： a.不銹鋼 b.鈦 c.鎳銀齊 d.金	**a** 不銹鋼是由鐵及鉻所做成，高度的抗腐蝕，而且富有彈性，這種使它適合做成眼鏡腳

110.一種型態的鏡框，鑲嵌鏡片鏡架的方法是用眼線或尼龍線以外的方法固定，這是： a.無框眼鏡架（Rimless） b.半框鏡架（Semi-rimless） c.努蒙氏鏡架（numont mounting） d.以上都對	**d** 以上都對
112.一種鏡片的鑲嵌方式，它有一支臂沿著鏡片的上後表面行進，從鏡框的中間部分結合到尾端部分，典型的它有兩個螺絲通過每一個鏡片固定，它是一個： a.無框鏡架 b.半框鏡架 c.努蒙氏鏡架 d.以上都對	**b** 半框鏡架
113.一種鑲嵌鏡片的方式，它有一支臂沿著鏡片的上後表面行進，從鏡框的中間部分結合到尾端部分，而用一個螺絲在鼻樑部分固定鏡片： a.無框鏡架 b.半框鏡架 c.努蒙氏鏡架 d.以上都對	**c** 努蒙氏鏡架只用一個螺絲在鼻樑部分固定鏡片，用一支臂沿著鏡片的上後表面行進，從鏡框的中間部分結合到尾端部分

114.一種鑲嵌鏡片的方式，鏡片裝在分隔的鼻樑及眼鏡腳，典型的是用螺絲或夾具固定鏡片，它是： a.無框鏡架 b.半框鏡架 c.努蒙氏鏡架 d.以上都對	**a** 無框鏡架是用螺絲或夾具固定鏡片，鑲嵌鏡片的方式，鏡片裝在分隔的鼻樑及眼鏡腳
115.一種鼻樑的設計，經常可以在塑膠鏡框上看到，這應該平順的沿著鼻樑，並且將鏡框重量平均的分散到旁邊及鼻子的頂點，這是： a.鞍狀鼻樑（saddle bridge） b.keyhole bridge c.comfort bridge d.strap bridge	**a** 鞍狀鼻樑（saddle bridge） 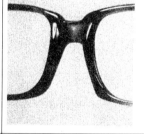
116.一種鼻樑的設計，經常可以在塑膠鏡框看到，這是依靠在鼻子的旁邊而不是在頂點上，這是： a.鞍狀鼻樑（saddle bridge） b.keyhole bridge c.comfort bridge d.strap bridge	**b** keyhole bridge 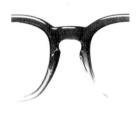
117.一種附屬在金屬框上透明的鞍狀鼻樑，而它沒有鼻墊臂，這是____： a.鞍狀鼻樑（saddle bridge） b.keyhole bridge c.comfort bridge d.strap bridge	**c** comfort bridge

118.一個透明單一件塑膠帶子附屬在一支金屬框的鼻墊臂上重換這兩個特有的鼻墊稱為： a.鞍狀鼻樑（saddle bridge） b.keyhole bridge c.comfort bridge d.strap bridge	d strap bridge
119.為了檢查鼻樑大小，將鏡框從鼻子上提高，然後將它移到左邊或右邊。在鼻子及鼻樑開放邊之間大概會有＿＿mm的間隙： a.0.5 b.1.0 c.1.5 d.2.0	b 在鼻子及鼻樑開放邊之間，大概會有1.0mm的間隙
120.下面所列出的鏡框特性當中，最好不要選擇那一種鏡框： a.鏡框前緣有深溝 b.鏡框結構是尼龍細線 c.鼻樑能夠在鼻墊下提供支撐 d.彈簧腳架	b 尼龍細線結構鏡框對兒童來說並不堅固，所以並不建議
121.在為一個兒童測量做雙光時，子片的高度必須： a.在下異色邊緣 b.在瞳孔中央 c.在瞳孔中央上方4mm d.在瞳孔下緣	b 兒童用的雙光高度必須位在瞳孔中央

122.在耳朵上方折彎，並且接著沿著頭顱的輪廓，平均的依靠在頭顱，這種眼鏡腳的型態稱為： a.Skull temple b.Library temple c.Convertible temple d.Riding bow temple	**a** Skull temple 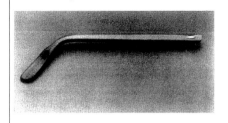
123.鏡腳後面的寬度寬而直直往後，使得眼鏡固定的方式為壓在頭的旁邊，這種型態的鏡腳稱為： a.Skull temple b.Library temple c.Convertible temple d.Riding bow temple	**b** Library temple 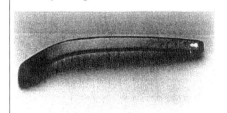
124.直接往後延伸的眼鏡腳，但可以在耳朵後面往下折彎形成頭顱的形狀，這種型態的鏡腳稱為： a.Skull temple b.Library temple c.Convertible temple d.Riding bow temple	**c** Convertible temple

125.一種眼鏡腳的型態，在耳朵上面折彎，接著沿著頭顱的輪廓，然後平衡的依賴在頭顱，然後延伸至耳垂的水平，並且通常運用在兒童的鏡框，稱為： a.Confort cable b.Library temple c.Convertible temple d.Riding bow temple	**d** Riding bow temple
126.一種眼鏡腳的型態，在耳朵上面折彎，接著沿著頭顱的輪廓，然後平衡的依賴在頭顱，然後延伸至耳垂的水平，並且是由有彈性的捲狀材料所做成的，這種稱為： a.Confort cable b.Library temple c.Convertible temple d.Riding bow temple	**a** Confort cable
127.一支標記為6"的眼鏡腳，最接近於下列標示的那一支眼鏡腳： a.130mm b.140mm c.150mm d.165mm	**c** 150mm

128.一支標記為51/2"的眼鏡腳，最接近於下列標示的那一支眼鏡腳： a.130mm b.140mm c.150mm d.165mm	**b** 140mm
129.一支標記為5"的眼鏡腳，最接近於下列標示的那一支眼鏡腳： a.130mm b.140mm c.150mm d.165mm	**a** 130mm
130.一支標記為6.5"的眼鏡腳，最接近於下列標示的那一支眼鏡腳： a.130mm b.140mm c.150mm d.165mm	**d** 165mm
131.從螺絲位置開始到折彎的距離為5"，然後折彎的位置到尾端的距離為1.5"，這種眼鏡腳是分類為： a.5"長 b.5.75"長 c.6.5"長 d.題目提供的資訊不足無法判斷	**c** 6.5"長

132.鏡框上標示50□20表示： 　　a.鏡框是根據方框鏡框標示法系統標 　　　示 　　b.鏡框是根據參考線datum系統標示 　　c.參考線是20mm 　　d.參考線相差20	**a** 如果鏡框是以上述方法標示，這意思是眼睛的尺寸為50mm，鏡片之間的距離為20mm。兩個數字之間的記號是根據方框鏡框標示法系統標示
133.LTB表示： 　　a.折彎的長度 　　b.鏡片到box 　　c.眼鏡腳折彎的位置 　　d.以上皆非	**a** LTB表示眼鏡腳螺絲孔中心到眼鏡腳折彎中央的長度
134.適合做成安全眼鏡的鏡框，必須在 　　____打上「Z87」的標記： 　　a.鏡框前面 　　b.鏡框前面以及最少在一支眼鏡腳 　　c.鏡框前面以及兩支眼鏡腳 　　d.鏡框前面或在一支眼鏡腳	**c** 做成安全眼鏡的鏡框，必須在鏡框前面以及兩支眼鏡腳打上「Z87」的標記
135.如果鏡框的尺寸標示是，$A = 50$，$C = 48$，鏡框相差8，B為多少： 　　a.58mm 　　b.56mm 　　c.42mm 　　d.40mm	**c** 鏡框上面水平方向及垂直方向測量結果的差，就是鏡框差

136.如果一個人的虹膜很暗，或是瞳孔大小不相等，要測量兩眼間的瞳孔距離時，你可以從＿＿量起： a.異色緣內側到異色緣外側 b.異色緣內側到異色緣內側 c.眼角內側到眼角外側 d.眼角內側到眼角內側	**a** 虹膜很暗，或是瞳孔大小不相等的人，有時候很難用瞳孔中心或邊緣測量瞳孔距離。在這種狀況下，裝配者可以使用異色緣作為參考點
137.測量遠距離及近距離的P.D.之間的不同，使用的規則為： a.測量的人移動他或她的頭 b.裝配者在看配戴者的眼睛時沒有變換眼睛 c.不可能使用異色緣到異色緣的測量 d.眼鏡的配戴者在做近距離閱讀時要看裝配者後面的一面牆	**b** 使用PD呎測量近用PD，在測量過程中，裝配者不要更換眼睛
138.如果兩眼遠距離的P.D.是68mm，近距離的P.D.是64mm，則子片的位移是： a.1.5mm b.2mm c.4mm d.由提供的訊息無法確定	**b** 子片的一位是等於遠用P.D.減掉近用P.D.除以二
139.在＿＿的人，必須分別指出到每一眼子片的位移部分： a.角膜散光 b.臉部不對稱 c.屈折性散光 d.臉部神經痛	**b** 如果單眼P.D.不相等存在，在近距離固視時，兩眼不會做相同的輻輳量

140.近用P.D.可以是經由測量或是計算得到。用測量方式的時候，測量者的眼睛到被檢者的眼睛必須____： a.提出的工作距離 b.調節近點 c.40cm d.33cm	**a** 要測量近用P.D.，裝配者將距離定位在被檢者的工作距離
141.一個鼻子短的人，在美觀上可以從配戴鏡框改善： a.keyhole bridge design b.lower bridge design c.light bridge design d.saddle bridge design	**a** 為了使鼻子看起來更長，選擇的鏡框要盡可能接觸到鼻子（使鼻子顯露出來）。keyhole可以使鼻子的大部分被看到，因為在鼻子旁邊而不是鼻樑的頂點
142.一個鼻子長的人，在美觀上可以從配戴鏡框改善： a.keyhole bridge design b.lower bridge design c.light bridge design d.numont bridge design	**b** 鼻樑低一點的設計，會越使人對鼻樑的印象越短
143.如果鏡框的鼻樑完全依靠在鼻子上，但是沒有接觸到鼻子旁邊，這是： a.鼻樑前額角不正確 b.鼻樑展開的角度不正確 c.鼻樑頂點角不正確 d.鼻樑水平方向的角度不正確	**a** 鼻樑前額角不正確 Figure 4-5. The angle with which each side of the nose deviates from the vertical is called the frontal angle.

144.要檢查鏡框上鼻樑的尺寸時要： 　a.觀查鼻樑接觸到鼻子旁邊的角度 　b.輕微將鏡框從鼻子舉起，並觀查鼻 　　樑和鼻子旁邊之間的空間 　c.用尺量出在頂點位置上鼻子的寬度 　d.從旁邊觀查鏡框來確定鏡框和臉部 　　之間的距離	b 要檢查鏡框上鼻樑的尺寸，須輕微將鏡框從鼻子舉起，然後左右移動鏡框。鼻樑和鼻子旁邊之間的空間需要大約有1mm的間隙
145.在調整一支saddle或contoured鼻樑設計的鏡框時，由旁邊所觀察到的角度（鼻子的角度和臉部平面平行）是： 　a.鼻樑的前額角 　b.鼻樑展開的角度 　c.鼻樑的頂點角 　d.鼻樑的水平角	c 輪廓內部的角度，必須和鼻峰的角度平行，使得鼻樑完全接觸到鼻子的部分，而不是在鼻峰的邊緣接觸
146.如果塑膠鏡框鼻墊的前表面或鼻樑，切入到鼻子，但後表面和鼻子並沒有接觸，則： 　a.鼻樑的前額角不正確 　b.鼻樑展開的角度不正確 　c.鼻樑的頂點角不正確 　d.鼻樑的水平角不正確	b 鼻樑展開的角度不正確
147.在調整的鼻樑符合到鼻子上時，在從旁邊觀察鼻墊時必須呈現為垂直： 　a.真的 　b.假的	a 當鼻墊做了正確的調整，配戴者看著正前方，如果裝配者由旁邊看鼻子的角度，鼻墊的莖線軸必須和地面垂直

148.在調整的鼻樑符合到鼻子上時，調整結果，鼻墊必須剛好僅接觸到鼻子的旁邊： a.真的 b.假的	**b** 一旦鼻墊調整符合到鼻子表面，他必須一樣的靠在鼻子上，因此平均的將眼鏡的重量分布
149.在適當的安裝之後，正確的cable眼鏡腳長度必須在＿＿＿停止： a.在耳朵耳垂較低的位置 b.剛通過耳朵耳垂較低的位置 c.沒有通過耳朵耳垂的較低的位置 d.在允許的範圍內儘量通過耳朵耳垂較低的位置	**c** cable眼鏡腳長度必須，沒有通過耳朵耳垂的較低的位置
150.在為小孩子安裝眼鏡時，鼻墊內緣到兒童眼角之間的距離必須最少是等於＿＿＿： a.所使用鼻墊的高度 b.所使用鼻墊寬度的兩倍 c.10mm d.所使用鼻墊的寬度	**d** 所使用鼻墊的寬度
151.keykole bridge是： a.最好用在寬、平坦的鼻樑 b.只將重量分配到旁邊 c.只將重量分配到上面 d.會將重量分配到旁邊及上面	**b** keykole鼻樑只將重量分配到旁邊

152.在為漸進多焦點鏡片（PAL）的配戴者選擇鏡框時，鏡框必須＿＿： a.「B」的測量結果比較窄 b.鼻樑測量結果比較寬 c.有足夠的垂直距離 d.有足夠的水平寬度	c 在垂直方向有足夠的長度而且在鼻側下緣部分有足夠的區塊
153.在為年長患者選擇鏡框時，其中一個重要的考量因素是： a.鏡框重量 b.鏡框形狀 c.鏡框製造廠商 d.鏡框的美觀	a 最重要的考量是鏡框的重量
154.Saddle bridge是＿＿： a.最好是用在長、薄的鼻樑 b.只會將重量分配到旁邊 c.最好是用在寬、平坦的鼻樑 d.消除鼻子上面的所有壓力	c 最好是用在寬、平坦的鼻樑
155.做高負度數鏡片邊緣的拋光加工時： a.永遠要推薦 b.改善鏡片的光學效果，對觀看的人而言，會增加邊緣反射 c.要伴隨著抗反射（AR）鍍膜來減少內部的反射 d.只要邊緣也要捲起來才推薦	c 邊緣的拋光加工會使鏡片看起來比較好看，除非是伴隨著抗反射（AR）鍍膜，否則這種加工會增加內部的反射

156.兒童在＿＿＿狀況需要裝配PC。鏡片： a.只做運動用鏡框 b.作為平常的眼鏡 c.在任何鏡框 d.做太陽鏡片	c PC鏡片是兒童用鏡片的首選。PC鏡片增加鏡片的安全性，而裝配者必須告知配戴者優點
157.下列那一種眼鏡腳的形狀，通常是由塑膠做成的，而且通常提供作為兒童用及運動用的鏡框，而且這種設計方式不會容易上下滑動： a.comfort cable b.convertible c.riding bow d.library	c riding bow通常是由樹膠做成的，通常用來製作兒童用鏡框及運動用鏡框，戴上後不會很輕易滑落
158.在為兒童選擇鏡框時，最好選擇＿＿＿： a.仿照大人用鏡框的縮小 b.尼龍線的鏡框 c.鏡片溝很深的鏡框 d.選大一點的鏡框讓他長大可戴久一點	c 兒童用的鏡框要很堅固。鏡片溝要很深，使得鏡片能夠更牢固的固定在鏡框上
159.Library型狀的鏡框： a.在half－eye設計很受到歡迎 b.很容易上下滑動 c.意味著直接往後安裝 d.以上皆對	d 以上皆對

160.非球面鏡片使用OC作為高度，這會直接將PRC放到配戴者瞳孔前面： a.不使用臉部的形狀 b.有些使用臉部的形狀 c.不使用前傾角 d.有一部分使用前傾角	**c** 正確的裝配一副眼鏡的方法是，每2°的前傾角，MRP需要下降1mm
161.MRP位在低於配戴者瞳孔5mm的一副眼鏡，必須： a.有2.5度的前傾角 b.有5度的前傾角 c.10度的前傾角 d.沒有前傾角	**c** 10°的前傾角
162.在＿＿必須測量MRP的高度： a.高折射率的材質 b.PC鏡片 c.負度數鏡片 d.A及B為正確	**d** 在裝配高折射率材質的鏡片及PC鏡片中，必須測量單眼的PD及MRP垂直方向的位置
163.讓裝配者精確測量頂點距離的方法是使用： a.Distometer b.Len's clock c.Box-o-graph d.Vertometer	**a** 頂點距離是用Distometer測量

164.要測量一副新眼鏡的子片高度時，必須使用____： a.要配戴實際的鏡框 b.pupilometer c.由從前記錄的子片高度 d.從患者現在配戴的眼鏡複製	**a** 要測量一副新眼鏡的子片高度時，必須使用客人選擇的實際鏡框
165.在測量傳統雙光鏡片的高度時，最相符的參考點為： a.異色緣底部 b.下眼瞼的上方 c.瞳孔的下緣 d.瞳孔中央	**a** 在測量傳統雙光鏡片的高度時，是從鏡框的下緣量到異色緣底部
166.如果一個兒童的鼻樑特別的平坦，只有調整鼻墊臂不能得到一個理想的重量分配，這時裝配者稍微增加鏡框____： a.後傾斜角（retroscopic angle） b.前傾角 c.face form d.X-ing	**a** 後傾斜角
167.在為兒童調整鼻墊時，通常需要： a.鼻墊展開得更少 b.鼻墊展開得更多 c.鼻墊沒有展開 d.標準的鼻墊展開情形	**b** 在為兒童調整鼻墊時，通常需要展開得更多

168.在訂做了雙子片的鏡片,上子片的下緣,會自動的位在下面子片線位置的____: a.15～20mm b.13～14mm c.7～10mm d.3～5mm	**b** 在訂製雙子片鏡片時,上子片的下緣部分會自動的位在下子片上緣的13～14mm位置
169.一個鏡片的光學中心及主參考點MPR會在鏡片上的同一點,除非是____: a.開立稜鏡 b.開立散光 c.開立「加入度」 d.no face form	**a** 除了在處方中開立稜鏡,否則光學中心及MRP是位在同一點
170.Fresnel稜鏡可以作為____: a.在實際的工作狀況下可以判斷雙光高度的精確度 b.視力訓練 c.高度數的稜鏡 d.以上皆對	**d** 當配戴者無法確定雙子片的適應性,可以用一組Fresnel子片來示範它的應用。這種鏡片在高度的稜鏡量時特別方便。Fresnel也可以用來矯正視野缺陷及眼球震顫
171.FT的三光鏡片是以____的頂部來測量: a.瞳孔下緣的中間 b.近用部分在下眼瞼 c.在瞳孔下緣1mm的中間部分 d.在異色緣上方的近用部分	**c** 在瞳孔下緣1mm的中間部分

172.要在一副新眼鏡測量子片高度時,如果配戴者抱怨閱讀的時候必須提高下巴,這時你要: a.提高子片的高度 b.降低子片的高度 c.將子片保持原狀,並向客人解釋預期會出現這種情形 d.將近用P.D.增加2mm	**a** 一個FT雙光鏡片放置得太低,會造成配戴者提高下巴才能閱讀,才能使視線通過子片位置
173.要在一副新眼鏡測量子片高度時,如果配戴者抱怨子片會妨礙到視線,這時你要: a.提高子片的高度 b.降低子片的高度 c.將子片保持原狀,並向客人解釋預期會出現的情形 d.將近用P.D.增加2mm	**b** 新配戴雙光鏡片的人,經常可以發覺到注意到子片線,如果這條線造成干擾,降低子片的高度。要經常注意到配戴者頭部的姿態、職業,及個人的特性
174.要在一副新眼鏡測量子片高度時,如果舊眼鏡的子片位在下眼瞼緣的下方3mm處,你決定使用符合的子片高度: a.將新的子片放在下眼瞼的下緣3mm處 b.從舊測量到的位置將子片提高1mm c.從舊測量到的位置將子片提高3mm d.不理會舊測量而使用眼瞼下緣作為參考點	**a** 如果配戴者對於現在配戴的子片高度感到滿意,可以保持現在的子片位置

175.鏡框的測量結果$A = 45$，$B = 46$，$E.D.$ $= 54$，$DBL = 18$。配戴者要求double D.。那一個子片的高度不會被接受： a.15 b.22 c.25 d.這些高度都可以被接受	**c** 大部分的雙光子片鏡片，在兩個子片之間 的距離有13～14mm。上子片合理的最小 區域為9mm
176.為初次配戴雙光鏡片的人測量高度的 時侯，裝配者發現到這個人右眼比左 眼高2mm，這時裝配者要＿＿： a.將兩者的高度差異分配到兩眼，然 後觀察是否造成問題 b.使用較高的一眼，然後觀察是否造 成問題 c.調整臉上的鏡框直到子片的高度一 樣 d.和配戴者討論要使用分派高度的方 式	**d** 如果使用不相同的子片高度，會引起配戴 者的注意。除此之外會被認為是做錯
177.一個個子很高的人，或是一個平常的 姿勢就將頭保持往後仰的人，必須有 ＿＿： a.將子片放得比平常低的位置 b.將子片放得比平常高5mm的位置 c.只用圓子片 d.將子片放在平常的位置	**a** 個子很高的人，有時候須要將子片放得比 平常低的位置，因為他們的眼睛必須更往 下才能看到地板

178.一個姿勢彎腰駝背的人，需要＿＿＿： a.將雙光子片安裝得比平常的位置低 b.將雙光子片安裝得比平常的位置高 c.將雙光子片安裝在正常的位置 d.增加雙光子片的位移	**b** 彎腰駝背的人，可以將雙光子片安裝得比平常的位置高
179.一個非常矮的人必須： a.將位移另外減少2mm b.將子片放在正常位置的上方 c.將子片放在正常的位置 d.將位移增加2mm	**c** 非常矮的人必須，將子片放得比正常的位置高
180.在為兒童裝配漸進多焦點鏡片 （PAL）時，十字記號的高度必須安裝在＿＿＿： a.在瞳孔中央 b.低於瞳孔中央2mm c.在瞳孔緣的上方 d.在瞳孔中央的上方4mm	**d** 如果為兒童裝配漸進多焦點鏡片，十字記號的高度必須安裝在瞳孔中央的上方4mm
181.下列處方中，那一個項目錯誤： O.S.：$-3.50+0.25×10$,O.D.：-3.50sphere a.球面的處方不可以結合散光的度數 b.處方中不可以用正散光型態表示 c.處方總是要從右眼開始寫 d.在右眼沒有表示軸度	**c** 處方要從右眼開始寫

182.美國國家標準協會在鑲好到鏡框的鏡片，所容許的垂直方向稜鏡誤差為： a.0.55△ b.0.33△ c.0.66△ d.1.0△	**b** 鏡片所允許垂直方向的稜鏡誤差為0.33△
183.檢查鏡片上的扭曲要用那一種儀器： a.眼底鏡（Ophthalmoscope） b.視網膜鏡（Retinoscope） c.驗度儀（Lensmeter） d.Colmascope	**d** Colmascope是用偏光鏡檢查玻璃鏡片或樹脂鏡片上面應力的形態
184.一個高負度數的鏡片裝在一支大框時，會使其他的人透過鏡片看配戴者時，眼鏡後面的部分和臉上的其他部位比較時，眼鏡後面的部分會顯得____： a.更大 b.更寬 c.更窄 d.更長	**c** 高負度數會使物體影像縮小，並且會使鏡片後面臉部的部位比其他部位更窄
185.對一高負度數而言，使用折射率更高的鏡片可以使邊緣厚度____： a.減少 b.增加 c.不會造成影響 d.更厚	**a** 高負度數鏡片使用高折射率塑膠鏡片最好。使用高折射率的鏡片，可以使鏡片的厚度減少

186.一雙眼睛長得非常靠近的人，配戴的鏡框必須____： a.鼻樑明亮 b.鼻樑暗 c.鼻樑寬 d.有明亮顏色的鼻樑	**a** 一雙眼睛長得非常靠近的人，需要配戴鼻樑明亮的鏡框，最好在顳側的上方位置
187.選擇下列那一樣類型的眼鏡腳會更舒服： a.Straight back b.Confort cable c.Skull d.Library	**b** Confort cable或riding bow眼鏡腳最好提供給活潑好動的人
188.對臉部比較長的人，尾端比較低的鏡框形狀，可以使得臉部變____的作用： a.加長 b.變短 c.更寬 d.以上皆非	**b** 變短
189.一個患者／客人拿出他眼鏡的處方。他在問診問卷上的生活形態寫到他的職業是汽車技工。除了在一般光學鏡片上的容許誤差之外，你再裝配時還必須替他考慮到： a.符合ANSI Z-87.1規格的安全眼鏡 b.多賣一副眼鏡 c.符合ANSI Z-80.5規格的Dress ophthalmic flame d.對客人來說，費用的考量比保護的考量更重要	**a** 符合ANSI Z-87.1和光學規格說明有關，及由製造工廠所提供未切割鏡片的公差

190.ANSI規格對「散光」的定義是，它的 主徑線是____： a.沒有包含屈折強度 b.包含阿貝數 c.一個球面散光鏡片包含球面度數成分 d.包含雙中心研磨	c 一個球面散光鏡片包含球面度數成分
192.組合鏡片可以定義為： a.一個或多個鏡片結合或鑲嵌到鏡框上 b.庫存及買賣[11]無處方鏡片 c.鏡片已經製造完成，但沒有經過合 格的執業醫師確認 d.以熱水模具技術（hydrothermic molding technique）所製作的一個或 多個鏡片	a 一個或多個鏡片結合或鑲嵌到鏡框上
193.組合（combination）鏡框是指____： a.由對比顏色所構成的鏡框 b.金屬鏡框及塑膠鏡片 c.只有用在結合雙光及三光鏡片的鏡框 d.鏡框的主要部分是由塑膠及一些金 塑所構成	d 組合（combination）鏡框是指金屬的底架 鏡框的上方及眼鏡腳為塑膠
194.解決螺絲會一直鬆動的方法之一是： a.膠 b.固定螺絲黏著物[12] c.超音波清潔 d.滲透油[13]	b 螺絲會不斷鬆掉，要使用固定螺絲黏著物 來鎖

---

[11] 買賣（over-the-counter）。

[12] 固定螺絲黏著物（Screw-locking adhesive sealan）。

[13] 滲透油（Penetrating oil）。

195.有一彈簧伸縮的夾具來支撐小螺絲，直到它能接合到孔內的螺母： a.bevel driver b.screw extractor c.pick-up screwdriver d.pillar file	b screw extractor有一彈簧伸縮的夾具來支撐小螺絲，直到它能接合到孔內的螺母
196.要將一支咬死的螺絲拿掉需要： a.浸泡在超音波液當中 b.使用滲透油 c.將螺絲起子放在溝上然後用榔頭輕輕的打 d.以上都可以	d 以上都可以拿掉一支咬死的螺絲
197.在將兩個螺絲孔壓在一起來上緊一個鬆脫的螺絲時，最好使用打開時為____鉗子： a.平行 b.長度相等 c.垂直 d.圓的	a 平行
198.最容易拿掉及更換的鼻墊： a.screw-on b.twist-on c.push-on d.clamp-on	c push-on

199.一個＿＿＿會將鏡框的重量分配到鼻墊區域及鼻樑： 　　a.endpiece 　　b.strap bridge 　　c.crest 　　d.bevel	**b** strap bridge會將鏡框的重量分配到鼻墊區域及鼻樑
200.漸近多焦點鏡片的基本構造是由一個遠距離和＿＿＿所組成： 　　a.只有近距離 　　b.中央部分的上方及下方部分 　　c.一部分在鏡片的上方區域，近用部分在中央區域的下方，而在遠距離及近距離之間的長廊逐漸增加 　　d.度數逐漸減少的部分	**c** 漸近多焦點鏡片的基本結構為在鏡片上方部分的遠用度數，在中央下方的近用部分，及遠用及近用之間的累進帶，在這裡度數會逐漸增加
201.和標準的多焦點鏡片比較時，配戴多焦點鏡片正面的觀點是： 　　a.「子片」部分是隱形的 　　b.在任何距離都可能很精準 　　c.增加頭部的運動 　　d.A及B	**d** 漸近多焦點鏡片和標準的多焦點鏡片比較時，兩個正面的觀點它分別是；看不到子片部分，以及在那一段距離都可以得到清楚的視力
202.一位客人的新鏡片刮傷，現在決定要將這副鏡片作抗反射處理。鍍膜之後這些刮痕會＿＿＿： 　　a.較看不見 　　b.被鍍膜充填而作修正 　　c.更看得到 　　d.不受影響	**c** 如果將受到刮傷的鏡片再作鍍膜的處理，刮傷部分會更明顯

203.測量一線雙光鏡片的基弧時，錶上的三支指針要盡可能放在＿＿＿分隔線： a.最上方 b.接近 c.垂直於 d.最下方	**b** 測量一線雙光鏡片的基弧時，錶上的三支指針要盡可能放在分隔線上
204.−2.25D的鏡片處方，做在＋6.00的基弧上。研磨在鏡片表面的彎度則為： a.−2.25 b.−6.00/−2.25 c.−8.25 d.以上皆非	**c** 鏡片上名義上的度數，是將鏡片前表面的度數加上後表面的度數
205.如果鏡片上的一個表面為平光，而另一個表面為正度數，這種鏡片稱為： a.平光 b.雙凸鏡片 c.平光凸透鏡 d.平光凹透鏡	**c** 如果一個表面為平光，另一個表面為往外彎曲的凸透鏡，這種鏡片稱為平光凸透鏡
206.度數座標是： a.鏡片或鏡片表面上兩個主徑線的圖案 b.使用的目的是以折射率為1.53屈折曲率工具找到的發現值 c.使用來標示射線光聚合的一點或形成的線條地圖 d.遠距離度數及近距離加入度的總合	**a** 度數座標是用圖案表示鏡片的兩個主徑線或鏡片表面

207.將寫下來的處方，從正散光度數轉換成為負散光度數形態稱為： a.交義散光 b.散光度數轉換 c.符號轉換 d.排除散光表面	**b** 寫鏡片處方可以用正散光度數形態或負散光度數形態來寫，所以必須將度數轉換。這個過程稱為散光度數轉換
208.將下列處方，轉換成為正散光形態： $-2.00-1.25\times90$ a.$+2.00+1.25\times180$ b.$-2.00+1.25\times090$ c.$-3.25+1.25\times180$ d.$-0.75+1.25\times180$	**c** 度數轉換的過程如下；1.將球面度數及散光度數相加，來得到一個新的球面度數值，2.改變散光度數的符號，3.將原來的軸度加上90°或減掉90°
209.一個處方為$-3.50-1.25\times30$的單光鏡片，基弧為6.00。研磨到鏡片表面的曲率為： a.$-3.50-1.25@30/-3.50-1.25@120$ b.$-2.50@30/-4.75@120$ c.$-2.50@120/-1.25@30$ d.$-9.50@30/-10.75@120$	**d** 鏡片名義上的度數為前表面及後表面加起來
210.放入太多或眼鏡中產生不必要BD稜鏡，會： a.人看起來會比他們原來的樣子矮 b.人看起來會比他們原來的樣子高 c.平坦的地板看起來像在走下坡 d.平坦的地板看起來像是凸起	**b** 在鏡片中放入太多BD稜鏡使人看起來比較高

211.放入太多或眼鏡中產生不必要BU稜鏡，會： 　a.地板看起來會像是要走下坡 　b.地板看起來會像是要走上坡 　c.人看起來會比他們原來的樣子高 　d.平坦的地板看起來像是凹陷	**a** 在鏡片中放入太多BU稜鏡會使地板看起來會像是要走下坡
212.不等視[14]是一種什麼狀況： 　a.每一眼有相同的屈光異常 　b.兩眼都沒有屈光異常 　c.每一眼都是不同的屈光異常 　d.以上皆非	**c** 不等視的定義是每一眼都是不同的屈光異常
213.下列那一個處方中，那一組顯示出患有混合性屈光參差（anitnetropia）： 　a.O.D.−2.50；O.S.−3.00 　b.O.D.＋1.00；O.S.＋2.00 　c.O.D.＋1.00；O.S.−1.00 　d.以上皆非	**c** 混合性屈光參差是一種特有的不等視。這種狀況是兩眼的度數符號相反
214.配戴者的PD為55mm，A＝52mm，B＝48mm，DBL＝15mm，E.D.＝55mm，計算出最小的球徑尺寸： 　a.55mm 　b.52mm 　c.58mm 　d.50mm	**c** 最小的鏡片尺寸為鏡片的有效直徑加上兩倍的偏心量

---

[14] 不等視（Anisometropia）。

215.一個稜鏡屈光度，在一公尺遠的距離 會使物體影像偏離： a.2cm b.1mm c.1" d.1cm	**d** 一個稜鏡屈光度，在一公尺遠的距離會使 物體影像偏離1cm
216.在方框鏡框標示法中，「Eyesize」 是： a.E.D.的測量 b.A的測量 c.B的測量 d.鼻樑的測量	**b** 方框鏡框標示法中，「Eyesize」是A的測 量
217.驗度儀（Lensometer）是： a.使用來測量角膜弧度 b.使用來測量配戴者的頂點距離 c.一種驗度儀形態的名稱 d.用來測量基弧	**c** 一種驗度儀形態的名稱
218.在一個漸近多焦點鏡片中，「漸近區 域」也被稱為： a.近用區域 b.累進帶 c.前表面 d.子片	**b** 累進帶

219.前掛（clip-on）是： a.附屬在一副鏡框的前表面，鑲一副額外鏡片 b.無框鏡鑲崁的一種，由前沿及眼鏡所構成 c.一個由塑膠做成馬鞍形態的鼻樑 d.由塑膠做成一小塊的鼻樑形態附屬在鏡框上	**a** 前掛是附屬在一副鏡框的前表面，鑲一副額外鏡片
220.下列那一種處方是用來矯正逆規則散光（against-the-rule）： a.以負散光度數形態表示，軸度在90°方向及前後30° b.以負散光度數形態表示，軸度在180°方向及前後30° c.散光軸從31°到59° d.以正散光度數形態表示，軸度在90°方向及前後30°	**a** 角膜或水晶體比較陡峭的徑線位在水平徑線方向，稱為逆規則形態的散光。在這種案例，需要負散光形態，軸度在90°方向的鏡片矯正
221.在一處方為＋12.50DOU中，子片高度必須： a.配戴者可以忍受的最高位置 b.配戴者可以忍受的最低位置 c.在下異色緣 d.比正常位置高2mm	**a** 為了減少配戴者透過鏡片往下看時所產生的斜散光，高度的正度數鏡片中，子片位置要盡可能做高

222.如果眼鏡的配戴者抱怨雙光部分太高，並且經常妨礙到視線： a.重做眼鏡並將子片做得低一點 b.增加前傾角的角度 c.增加face form d.將眼鏡腳往上調	**b** 增加前傾角的角度會使鏡框的下緣部分靠近配戴者的臉部，會造成雙光部分降低的效果
223.如果眼鏡配戴者抱怨，子片部分的高度不一樣： a.調整眼鏡腳的角度，直到子片的高度相同 b.眼鏡重做 c.檢查X-ing d.增加前傾角	**c** 由於鏡框的X-ing效果，比較靠近配戴者臉部的鏡片會比離遠一點的鏡片，子片會比較低
224.如果子片看起來太低： a.將鼻墊調近一點 b.將鼻墊往下調 c.減少前傾角 d.以上都有可能	**d.** 以上都有可能
225.如果子片部分看起來太高： a.增加前傾角的角度 b.將鼻墊調近一點 c.增加頂點距離 d.以上都可以	**a** 增加前傾角的角度會造成子片降低的效果

226.在指導剛裝配雙光鏡片的配戴者如何配戴時： a.要提醒往下看的時候，地板看起來會比較靠近 b.要提醒在看書或其他近距離工作時，視線會從新的位置通過 c.只有在患者問到以上問題時才回答，因為我們不希望給新配戴者另外製造出他沒有注意到的問題 d.A和B兩個正確	**d** 剛配戴雙光鏡片的人，必須建立新的用眼習慣，必須指導他／她如何看地板、樓梯，如何閱讀或近距離工作
227.除非是＿＿＿，否則OC及MRP（PRP）在鏡片上是同一點： a.MRP（PRP）量得太高 b.在處方中有開立散光度數 c.在處方中開立稜鏡度數 d.雙光子片部分有升起而非落下	**c** 除非是在處方中開立稜鏡度數，否則OC及MRP（PRP）在鏡片上是同一點
228.如果配戴者的PD小於鏡框PD： a.需要positive face form b.需要negative face form c.需要後傾斜角 d.需要前傾角	**a** 如果配戴者的P.D.比鏡框P.D.小，需要positive face form，來提供光學性的對齊
229.前傾角每傾斜2度，光學中心必須： a.提高到瞳孔中心上方0.5mm b.提高到瞳孔中心上方1mm c.降低到低於瞳孔中心下方0.5mm d.降低到低於瞳孔中心下方1mm e.以上皆非	**e** 以上皆非

230.在基弧每增加1D，頂點距離會：	**a**
a.大約增加0.6mm	在基弧每增加1D，頂點距離大約會增加
b.大約減少0.6mm	0.6mm
c.大約增加1.0mm	
d.大約減少1.0mm	
231.安裝三合一（fitting triangle）是＿＿：	**b**
a.用來檢查適當的前傾角	代表用來支撐一副眼鏡的主要的支持點
b.代表一副眼鏡當中主要的支持點	
c.一種用來確認鏡框戴在臉上是否直的一種方法	
d.代表臉部的三點	
232.安裝三合一是＿＿：	**a**
a.耳朵上方的點及鼻子上的鼻樑	安裝三合一分別是兩個耳朵上方的點及鼻子上的鼻樑
b.框上的三點，放在工作枱面時需要對齊，必須同時接觸到桌面上	
c.用來確認鏡框在配戴者臉上是否直的一種方法	
d.以上皆對	
233.如果眼鏡感到好像會從配戴者的鼻子上滑下，但耳朵後面及鼻子上看起來都正常：	**c**
a.告訴他將它配戴兩個星期並讓它習慣	如果眼鏡腳分隔得不夠開，會在頭部兩邊造成太大的壓力，造成眼鏡往前滑
b.調耳朵後面使它緊一點	
c.將眼鏡腳調開一點	
d.將眼鏡腳往內調彎一點	

234.當眼鏡配戴在臉上，檢查者從上面觀查，裝配者注意到眼鏡的右邊比左邊更靠近配戴者的臉，你必須調整＿＿： a.將右邊的眼鏡腳往上調整，或左邊的眼鏡腳往下調整 b.將左邊的眼鏡腳往內或右邊的眼鏡腳往外調整 c.將右邊的眼鏡腳往內或左邊的眼鏡腳往外調整 d.將左邊的眼鏡腳往上或右邊的眼鏡腳往下調整	c 將右邊的眼鏡腳往內或左邊的眼鏡腳往外調，使右邊的鏡片離開臉部
235.從前面觀察配戴在配戴者臉上的眼鏡時，觀查者發現到眼鏡的右邊比左邊高，該如何作調整： a.將右邊的眼鏡腳往上或左邊的眼鏡腳往下調整 b.將左邊的眼鏡腳往內或右邊的眼鏡腳往外調整 c.將右邊的眼鏡腳往內或左邊的眼鏡腳往外調整 d.將左邊的眼鏡腳往上或右邊的眼鏡腳往下調整	a 將右邊的眼鏡腳往上或左邊的眼鏡腳往下調，使右邊的鏡片從臉上的位置降低

236.如果兩邊的眼鏡都會碰觸到配戴者的臉頰時，裝配者必須將眼鏡腳往＿＿＿調整： a.上 b.下 c.眼鏡腳往內 d.眼鏡腳往外	**a** 將眼鏡腳往上調可以使前傾角減少，可以使鏡框的下緣離開臉部
237.如果子片對配戴者而言看起來太高，裝配者可以： a.將眼鏡腳往上調 b.將眼鏡腳往下調 c.增加眼鏡腳分開的角度 d.減少眼鏡腳分開的角度	**b** 將眼鏡腳往下調會增加前傾角，可以有降低子片高度的作用
238.如果子片對配戴者而言看起來太高，裝配者可以： a.展開鼻墊 b.將鼻墊調近 c.a和b都可能，視鏡框而定 d.a和b都不可以使用來影響到子片的部分	**a** 展開鼻墊會降低子片高度
239.如果配戴者的眼睫毛會刷到鏡片後表面，裝配者可以： a.將鼻墊展開 b.將鼻墊調近 c.a和b都可能，依鏡框而定 d.a和b都不可以行，鏡片必須用更高的基弧重做	**b** 將鼻墊調近會增加鏡片的頂點距離，如此睫毛就不會刷到鏡片的後表面

240.如果配戴者已經有一副塑膠鏡框及鏡片，但是配戴在臉上時配置得太高，裝配者可以： a.要配戴者另外再購買其他款式 b.用鼻樑調整鉗子稍微將鼻樑調寬 c.將眼鏡重做 d.要配戴者配戴兩週來習慣它	b 用鼻樑調整鉗子稍微將鼻樑調寬，可以使鏡片降低
241.安裝時，如果眼鏡離開配戴者的臉太遠： a.將眼鏡腳的角度調寬 b.將眼鏡腳的角度調窄 c.將鼻墊或眼鏡腳調寬 d.將鼻墊或眼鏡腳調窄	c 將鼻墊或眼鏡腳調寬，可以使整支鏡框靠近配戴者的臉部
242.在調整library的眼鏡腳時，眼鏡腳必須接觸到頭部邊緣： a.在眼鏡腳前方1.5"在耳朵上方到耳朵後面眼鏡腳的尾端 b.在耳朵上方到耳朵後面眼鏡腳的尾端 c.在耳朵上方接觸到頭的旁邊，而在眼鏡腳的尾端稍微再折彎一點，使它在尾端部分稍微增加一點壓力 d.只有在眼鏡腳後面1"	b 在耳朵上方到耳朵後面眼鏡腳的尾端

243.在調整skull眼鏡腳時，眼鏡腳必須： 　　a.眼鏡腳在耳朵上面的前面1.5"開始到耳朵後面眼鏡腳的尾端接觸到頭的旁邊 　　b.在耳朵上方並繼續到耳朵後面眼鏡腳的尾端接觸到頭部旁邊 　　c.在耳朵上方接觸到頭部旁邊，然後在眼鏡腳的尾端稍微再折彎，讓它在後面部分稍微增加一點壓力 　　d.在耳朵上方後面稍微擴大，然後折彎90°，使得眼鏡腳的尾端接觸到在耳朵後面耳朵和頭顱的接合點	**b** 在耳朵上方並繼續到耳朵後面眼鏡腳的尾端接觸到頭部旁邊
244.在為戴有耳後助聽器的人選擇鏡框時，最好選擇眼鏡腳的設計是： 　　a.直直往後，使它避開助聽器的區域 　　b.薄，並且符合到耳朵後面的分叉處 　　c.像傳統的眼鏡腳設計就可以，反正耳後助聽器是為做給配戴眼鏡的人用的 　　d.沿著頭顱彎，並在耳朵上方施壓	**b** 薄，並且符合到耳朵後面的分叉處
245.一個正確安裝的cable眼鏡腳，眼鏡腳尾端是位在： 　　a.在耳朵耳垂的下方 　　b.稍微通過耳朵耳垂的下方 　　c.稍短於耳朵耳垂的下方	**c** 比耳朵耳垂的下方還短一點

246.額頭角是： a.由旁邊看時，垂直方向鼻子偏離的前峰 b.由上面看時，從水平方向鼻樑偏離的邊 c.由上面看時，從垂直方向鼻樑偏離的邊 d.由旁邊看時，從水平方向鼻子偏離的峰	c 由上面看時，從垂直方向鼻樑偏離的邊
247.下列那一種臉形戴眼鏡比較適合： a.鑽石臉 b.長臉 c.基底向下的三角臉 d.基底向上的三角臉	c 基底向下的三角臉

試題三

題　目	解　答
1.鏡片表面周圍上的點，而鏡片是沿著這點切割成形，這稱為： 　a.機械中心 　b.光學中心 　c.光學軸 　d.主點	**a** 模板或鏡片的機械中心是模版沿著這一點旋轉的點
2.一個工具及用在鏡片表面加工的儀表是校準在折射率為多少的玻璃鏡片： 　a.1.520 　b.1.523 　c.1.530 　d.1.532	**c** 1.530
3.測量鏡片基弧時，除了折射率為＿＿以外的鏡片，讀取的鏡片測量結果要重新準： 　a.1.67 　b.1.53 　c.1.69 　d.1.73	**b** 1.53
4.Geneva鏡片測量儀是校準在折射率為＿＿的鏡片： 　a.1.523 　b.1.530 　c.1.69 　d.1.70	**b** 1.530

5.大部分製造熱空氣處理鏡片的公司，不建議熱處理＿＿＿D以上的負度數鏡片： a.4.00D b.12.00D c.15.00D d.6.00D	**d** 超過6.00D的鏡片就不建議作熱空氣硬化處理，有刮傷或缺口破損必須換新，因為鏡片耐撞擊的程度會大量降低
6.「方框鏡框標示法[1]」定位出鏡片的＿＿＿： a.光學中心 b.幾何中心 c.節點 d.主軸	**b** 幾何中心
7.一支螺絲攻（tap）通常是用來： a.調節通到輪子邊緣的冷卻水流 b.在組裝眼鏡腳樞鈕時提供額外的力量 c.加大眼鏡腳樞鈕的螺牙 d.更新標準的螺牙	**c** 螺絲攻（tap）可以加大眼鏡腳樞鈕的螺牙
8.shop protractor是作為： a.配置鏡片加工邊緣 b.檢查鏡片度數 c.檢查鏡片的弧度 d.檢查鏡片的厚度	**a**
9.裁剪鉗子是用在＿＿＿： a.調整眼鏡腳 b.調整鼻墊臂 c.裁剪鎖鏡片螺絲的尾端 d.將螺絲尾端打出來	**c** 裁剪鉗子是用來剪鎖鏡片螺絲的尾端

---

[1] 方框鏡框標示法（boxing method）。

10.鏡片卡鉗（Lens calipers）是用來測量 鏡片的： 　a.厚度 　b.軸度 　c.偏心 　d.度數	**a** 鏡片卡鉗是用來測量鏡片的厚度
11.驗度儀是用來測量鏡片的＿＿＿： 　a.前表面度數 　b.屈折能力 　c.小徑的長度 　d.聚焦能力	**d** 驗度儀是用來測量鏡片的聚焦能力
12.偏光檢測儀[2]是用來檢查已經鑲入到鏡 框上的鏡片的： 　a.球面度數 　b.散光度數 　c.散光軸度 　d.壓力	**d** 偏光檢測儀是用來檢查已經鑲入到鏡框上 的鏡片的壓力
13.在驗度儀上面看到的稜鏡測量指示器 是： 　a.度數 　b.分度器 　c.細十字線 　d.稜鏡軸度指示器	**c** 在驗度儀上面看到的稜鏡測量指示器在細 十字線標示

---

2 偏光檢測儀（polariscope）。

14.研磨一片處方為Rx＋6.50−2.00×165的單光鏡片，你會建議用那一種基弧： a.平光 b.＋6.00 c.＋10.00 d.＋3.00	c 要找出正度數鏡片鏡片的基弧時，將＋6.00D加到等價球面上，+10.00是最接近的答案
15.＋6.25−1.00×170的處方，要做成玻璃的融合雙光鏡片型態時，你會建議用下列那一種基弧： a.平光 b.＋15.00 c.＋6.00 d.＋10.00	d 將鏡片的等價球面加上＋6.00
16.瞳孔距離測量儀是用來測量： a.瞳孔的直徑 b.瞳孔的弧度 c.瞳孔之間的距離 d.瞳孔的高度	c 瞳孔距離測量儀是用角膜的反射光來測量瞳孔之間的距離
17.通常，驗光人員利用Geneve lens measure來測量： a.測量鏡片厚度 b.測量弓形高 c.測量鏡片直徑 d.測量鏡片的基弧	d Geneve lens measure來測量鏡片的基弧

18.驗光人員用來測量頂點距離的儀器稱為： a.ophthalmoscope b.Distometer c.Geneva lens measure d.Lensometer	**b** Distometer是設計用來測量頂點距離
19.驗度儀不能測量或定位出： a.雙光子片的合成光學中心 b.稜鏡度數的方向 c.雙光子片的頂部 d.散光鏡片的軸度	**c**
20.驗度儀可以測量： a.散光的作用度數 b.球面的作用度數 c.合成鏡片的作用度數 d.以上皆對	**d** 驗度儀可以測量鏡片的有效度數
21.用鏡片彎度計[3]確認ADD時，ADD＋2.75D，在遠距離會使錶上的指針指向＿＿＿，而在子片部分指針會指在＿＿＿： a.＋6.15，＋8.62 b.－4.50，－7.25 c.＋4.37，＋7.12 d.＋3.75，＋1.00	**c** ADD度數為＋4.37及＋7.12算數上的差額

---

[3] 鏡片彎度計（lens clock）。

22.用驗度儀測定一個處方時，單細線代表球面度數，三條細線代表散光度數；第一個讀取值，單一細線聚焦時，度數轉輪上的指針是在−2.00D，分度器上的軸度指在20°。第二個讀取值，三條細線聚焦時，度數轉輪上的指針是在＋0.75D，鏡片的度數為： a.−2.00−1.25×20 b.−2.00−0.75×20 c.−3.25＋1.25×110 d.−2.00＋2.75×20	d 用驗度儀測定一個處方時，先記錄球面度數的強度及軸度，如果度數轉輪是往正度數方向轉，散光度數記錄為正值，這是第一個讀取值及第二個讀取值之間的差額
23.如果你的驗度儀沒有放置鏡片的狀況下，顯示的度數值為−0.25D，如果一個鏡片測得的度數為−3.00−1.50×180，鏡片的實際度數為： a.−2.75−1.25×180 b.−2.75−1.50×180 c.−3.25−1.75×180 d.−3.25−1.50×180	b 為了補償驗度儀沒有歸零，球面度數必須另外再減掉−0.25
24.用玻璃做成的薄鏡片，折射率為1.53，使用的工具為一個平光及一個凹狀10D，鏡片的焦距為： a.10cm b.0.10cm c.100cm d.1000cm	a 10D的焦距為10cm

25.用鏡片彎度計量到的鏡片表面為6.00D，鏡片的曲率半徑為： a.60 mm b.98.6 mm c.53 mm d.88.3 mm	**d** 使用造鏡者公式6.00D的表面，曲率半徑為88.3mm
26.一個＋3.00D的鏡片，基弧為＋7.25D，鏡片表面的度數為： a.＋3.00 b.−4.25 c.−3.00 d.−7.25	**b** 鏡片比面的度數是從＋3.00當中減＋7.25
27.一支鏡框以方框鏡框標示法[4]的測量結果，A-55mm，B-46mm，而DBL-22mm，子片位在鏡框17mm的高度。從鏡片的水平中央線（參考線Datum-line）測量，雙光鏡片的頂部會位在： a.下方5mm b.下方6mm c.下方10.5mm d.下方11mm	**b** 計算子片高度是從「B」測量結果的一半減掉子片高度

---

[4] 方框鏡框標示法（box measurements）。

28.一個人在8mm的頂點距離做屈光檢查，測得的度數是 + 13.00D，而安裝到鏡框時，鏡框的頂點距離為12mm，實際應該裝配幾度： a. + 11.75D b. + 12.37D c. + 13.25D d. + 13.75D	**b** 將鏡片移離開眼睛造成的度數變化是由有效度數的公式計算，如果將正度數移離開眼睛，會得到更多的度數效果，補償方法為降低度數
29.一個人檢查結果單眼瞳孔距離，右眼為33mm，左眼為35mm，最後選擇的鏡框，以方框鏡框標示法50□20mm，鏡片上的主要參考點（Major Reference point, MRP），左右眼分別為： a.R = 2mm in；L = 0 b.R = 1mm in；L = 1mm in c.R = 1mm out；L = 1mm out d.R = 0；L = 2mm in	**a** 單眼的偏心量是以鏡框PD的一半減掉配戴者單眼的PD
30.一個人配戴的處方為O.D. + 4.00−0.75×90，O.S. + 5.00−1.00×45，在10mm的閱讀高度會遭受到多少不平衡的垂直稜鏡： a.0.37⊿ b.0.50⊿ c.0.75⊿ d.1.00⊿	**b** 在離開散光軸45°時，散光度數會剩下一半

31.一個 + 2.00×90的鏡片,在65的徑線度數為: a. + 0.12D b. + 0.37D c. + 0.87D d. + 1.62D	**b**
32.一個 + 3.00−2.00×90的鏡片,偏中心多6mm,配戴者會遭受到多少的稜鏡作用: a.1.8△D b.0.6△D c.3.0△D d.1.2△D	**b** 使用Prentice公式,在180°方向離開中心6mm會造成0.6△的BI稜鏡
33.一個 + 2.00 + 2.00×180的鏡片,偏心太多以致造成P.D.窄了5mm,配戴者會遭受到多少的稜鏡作用及其基底為何: a.1△DBO b.4△DBO c.沒有稜鏡作用 d.1△DBI	**d**
34.讀取值為−5.00 + 5.00×90的鏡片,偏心太多以致造成PD窄了5mm,配戴者會遭受到多少的稜鏡作用及其基底方向為何: a.5.△DBI b.2.5△DBO c.2.5△BI d.沒有稜鏡作用	**d** 在90°,鏡片的度數為平光,平光不會造成稜鏡作用

35.如果處方為＋2.00－4.00×135，要產生 1⊿DBI的稜鏡作用必須將鏡片偏心： a.2.5mm b.3.0mm c.3.5mm d.不可能	d
36.在給兒童裝配眼鏡時，下列那一種鏡片 材質被一般認為最耐撞擊： a.經過熱處理的冕玻璃 b.PC鏡片 c.CR-39鏡片 d.化學處理的冕玻璃鏡片	b PC鏡片是兒童用鏡片當中，最耐撞擊的
37.下列的單光處方中，建議使用那一種 基弧來製造O.D.－4.00－0.50×145， O.S.－3.00－0.50×145： a.平面 b.＋7.00D c.＋10.00D d.＋3.00D	d 要找出負度數鏡片的基弧時，要使用 Vogel公式，要將負度數的等價球面加上＋ 6.00
38.通常，在閱讀區域誘發出不平衡稜鏡量 的配戴者，需要用稜鏡矯正，可以藉 稜鏡補償的雙中心研磨方式得到稜鏡作 用。在裝配過程當中，矯正方式是將稜 鏡研磨在那一個方向＿＿＿： a.In b.Down c.Up d.Out	c 雙中心的研磨作用淨值是在鏡片的子片往 下，另外再加上一個BU的稜鏡

39.一個 + 5.00D的鏡片，偏心2mm會產生 ＿＿＿（⊿）稜鏡量： a.0.10 b.0.25 c.2.50 d.1.00	**d** 使用Prentice公式計算
40.O.U. + 3.00 + 0.50×090的處方，最好 選擇下列那一種基弧＿＿＿： a.平光基弧 b.−5.00 c. + 3.00 d. + 8.00	**d** 要找出正度數鏡片的基弧時，要使用 Vogel公式，要將正度數的等價球面加上 + 6.00
41.使用「稜鏡補償」（閱讀高度為 10mm）來矯正下列處方的不平衡O.D. + 5.00−2.00×090，O.S. + 3.37−3.00× 90： a.1.2⊿B.U. in O.D. b.1.2⊿B.U. in O.S. c.1.60⊿B.U. in O.S. d.1.60⊿B.U. in O.D.	**c** 由於使用閱讀高度，我們必須計算出兩個 鏡片在90°徑線的度數，接著使用Prentice 公式計算出在閱讀高度所誘發的稜鏡量。 在這一題兩者相差1.6⊿。矯正方式為在正 度數最少的一邊作BU稜鏡
42. + 1.00 + 1.00×090的處方中，在90°方 向（鏡片的垂直徑線），散光 + 1.00會 產生多少作用： a.100% b.90% c.50% d.0	**d** 在散光度數的另一個徑線才會有整個散光 度數，那就是在180徑線。因此在90°方向 沒有散光度數

43.在為一個24mmDBL，44mm，eye size，及眼鏡腳長為$5\frac{1}{2}$"的人裝配眼鏡，遠距離的PD只有62mm，如果由於某些不幸的失誤以致鏡片完全沒有偏心，這會在每一眼分別產生多少稜鏡量。處方O.U.−2.25−1.50×45： a.0.9△DB.I. b.0.5△DB.I. c.0.9△DB.O. d.0.5△DB.O.	**a** 在完成這副眼鏡，最後中心之間的距離會符合鏡框P.D.。在這個例子中，最後的P.D.分別在兩眼會太寬3mm，接著要計算在180° 徑線那個位置上的度數，然後計算那個位置上的稜鏡量，由於在那個位置為負度數，因此基底方向為「內」
44.在一個PL＋1.50×5的處方中，在離開軸135°的140°徑線中，散光＋1.50會產生多少作用： a.＋0.50D b.＋0.75D c.＋1.00D d.＋1.50D	**b** 要算出任何徑線上的散光度數必須使用下列公式$Ft = Fs + Fc\sin2\theta$
45.在為配戴高正度數的無水晶體患者測量頂點距離，可以用下列那一種工具： a.Seg measurer b.Corneal reflex Pupilometer c.Lensmeter d.後傾斜角規	**b**

46.配鏡師剛用試片測量一個度數不詳的鏡片。垂直徑線，使用 + 1.00D的試片中和，水平方向使用 + 1.50D的試片中和（注意；使用的試片都是單一試片，並非重疊在一起）。其處方為： a.−1.50 + 0.50×180 b.−1.50 + 1.00×180 c.−1.50−0.50×180 d.−1.00−0.50×90	a
47.處方分別為 + 1.00×90及 + 1.50×180的兩個交叉圓柱鏡，以這個徑線重疊在一起時會產生： a. + 1.00 + 1.50×90 b. + 1.00 + 1.50×180 c. + 1.00 + 0.50×180 d. + 1.00 + 0.50×90	c 將兩個度數分別以度數座標的方式表示，然後將兩個座標相加
48.下列的處方中，兩個鏡片在垂直方向度數相差多少O.D.−1.00 + 0.50×45， O.S.−1.00 + 0.50×90： a.0.75DS b.0.50DS c.0.25DS d.沒有差異	c

49.實際的P.D.測量結果為66mm，但是記錄時誤寫成70mm，如果遠距離的處方為O.U.−15.00DS時，這會產生多少不必要的稜鏡作用： a.每眼分別造成3△DBI b.每眼分別造成3△DBO c.每眼分別造成2△DBI d.每眼分別造成2△DBO	**a** 配戴者兩眼都會遭受到B.I.稜鏡，因為負度數的光學中心會被安裝得比配戴者的PD寬
50.一個人從遠用的光學中心下方5mm看出去。在遠距離處方那一個高度下，會對這個人產生多少稜鏡作用？R×O.D. + 2.00____V×12O.S. + 3.00平頂——25ADD. + 2.00O.U.： a.0.50△DBI b.0.50△DBU c.1.50△DBU d.1.50△DBD	**b**
51.+ 1.00 + 2.50×90的鏡片，其等價球面為： a. + 1.50D b. + 2.25D c. + 2.50D d. + 3.50D	**b**

52.如果處方為O.D. + 1.00 + 2.50×45，在 90°方向軸的總度數為： a. + 1.00D b. + 2.00D c. + 2.25D d. + 2.50D	c
53.遠距離及雙光加入度的處方分別為 + 0.75 + 0.25×90，ADD2.00，當中閱讀 用的處方為： a. + 0.50 + 0.25×90 b.−1.25 + 0.25×90 c. + 2.75 + 0.25×90 d. + 1.25 + 0.25×90	c
54.Pupilometer是用來測量： a.瞳孔的直徑 b.瞳孔的弧度 c.瞳孔距離 d.瞳孔的高度	c
55.20英尺大約等於： a.2m b.4m c.6m d.8m	c

56.+ 3.00D的鏡片，在光學中心下方8mm 　產生的稜鏡作用為： 　a.2.4$\triangle BU$ 　b.2.4$\triangle BD$ 　c.2.4$\triangle BO$ 　d.2.4$\triangle BI$	a
57.如果將 + 10.00D的鏡片移靠近眼睛 　5mm度數會大約是： 　a.0.25D更強的正度數 　b.0.25D更強的負度數 　c.0.50D更強的正度數 　d.0.50D更強的負度數	d
58.一個散光鏡片在離開軸度60°時，它會 　顯示出： 　a.度數的75% 　b.度數的60% 　c.度數的66.6% 　d.度數的30%	a
59.處方中，右眼需要往外偏心1½mm，以 　及子片位移2mm，子片的總位移是： 　a.3½ mm in 　b.1½ mm out 　c.2 mm in 　d.½ mm in	d

60. −4.75D的鏡片，偏心4mm會造成_____ $\triangle$ ： a.1.9$\triangle$ b.1.0$\triangle$ c.4.75$\triangle$ d.4.0$\triangle$	**a**
61. 下列那一個區域並不是決定垂直方向不平衡的因素： a.閱讀時的眼位 b.在90°徑線的球面度數 c.在90°徑線的散光度數 d.ADD度數	**d**
62. 一個4×（4倍）的望遠鏡，大約有多少屈光度值： a.4.00D b.8.00D c.16.00D d.2.00D	**c** 4.00D等於1×，因此4×等於16.00D
63. 下列那一組鏡片，在90°徑線沒有度數： a. ＋2.00−2.00×90 b. ＋2.00＋2.00×180 c. ＋1.00−2.00×45 d. ＋1.00＋1.00×135	**c**

64.RxO.D + 3.00 + 1.00×45 4△BU，O.S. + 2.50 + 1.50×135 3△BO，如果要將稜鏡等量的分配到兩眼： a.O.D.2△B.U. $1\frac{1}{2}$△B.O.，O.S.2△B.U. $1\frac{1}{2}$△B.O. b.O.D.2△B.U. $1\frac{1}{2}$△B.I.，O.S.2△B.D. $1\frac{1}{2}$△B.O. c.O.D.2△B.U. $1\frac{1}{2}$△B.O.，O.S.2△B.D. $1\frac{1}{2}$△B.O. d.O.D.2△B.U. $1\frac{1}{2}$△B.I.，O.S.2△B.U. $1\frac{1}{2}$△B.I.	**c** 將兩眼的稜鏡量除以2，將一半分配到一眼，然後將另一半以相反的基底方向分配到另一眼
65.為了在−6.00−1.00×180凸面的毛胚鏡片上得到正確的弧度，會選擇＿＿＿做前表面： a. + 3.00D b. + 6.00D c. + 9.00D d. + 10.00D	**a**
66.使用驗度儀測量的時候，一個標準的融合雙光鏡片有多少可測量的光學中心（遠距離非平光）： a.0 b.1 c.2 d.3	**c**

67.在O.U. ＋ 3.00 ＋ 0.50×90的處方中，使用那一種基弧最好： a.平 b. ＋ 5.75 c. ＋ 8.00 d. ＋ 3.00	c
68.根據ANSI Z87.1標準的規定，使用在安全鏡框中在大多數矯正（處方）鏡片的正子午線當中最薄的位置，不可少於（大於 ＋ 3.00D的鏡片除外）： a.1.5mm b.1.8mm c.2.00mm d.3.0mm	d
69.10D的鏡片焦距為： a.0.1m b.1m c.1cm d.0.1cm	a
70.焦距為 ＋ 0.5m的鏡片，其屈光度為： a.−2.00D b. ＋ 2.00D c.−0.25D d. ＋ 0.25D	b

71.鏡片由冕玻璃做成，前表面為 ＋5.00D，如果曲率半徑是以公釐表示時為： a.10.46mm b.0.1046mm c.104.6mm d.1.046mm	c
72.處方為O.D.－5.00DS，10△B.I.。幾何上是位在驗度儀上的中心，在正確的標出位置時你必須往那一個方向移： a.左 b.右 c.上 d.下	a
73.在標繪平頂雙光時，下列那一個處方，在三點沒有和子片線排成一直線時不會造成影響： a.－1.00－1.00×180 b.PL－1.00×70 c.－2.25DS d.＋2.00－0.50×95	c 一個球面鏡片，由於在每一個徑線的度數都一樣，因此三點沒有和子片線排成一直線時不會造成影響
74.在鏡框標示上，當「B」值測得的高度為42mm，平頂28雙光所需的子片的高度為20mm，子片落差為多少： a.0 drop b.2mm up c.1mm down d.1mm up	c 首先我們需要「B」值的一半做為零起始點。「B」值的一半為21mm。子片位在20mm的高度那是在「B」值一半還低1mm，如果高度少於「B」值一半，表示子片必須往下移

75.如果-2.00D的鏡片需要6.00D的基弧，而患者選擇了一支大的金屬鏡框，選擇下列那一個基弧會更適合： a.+6.00D b.+4.00D c.+8.00D d.平面	**b** 較高的基弧需要將眼鏡框往後彎，基弧較低的鏡片比較不會從鏡框上掉出來
76.一位配戴者，P.D.的單眼距離都是37mmO.U.，使用鏡框的尺寸$A = 60$，$B = 50$，$DBL = 18$，$E.D. = 63$，鏡片的最小直徑尺寸為： a.69mm b.65mm c.75mm d.63mm	**a**
77.測量一個鏡片度數時，第一件要做的事是： a.使鏡片乾淨 b.調整鏡片臺 c.接目鏡的對焦 d.將軸度對準在90°徑線	**c** 接目鏡如果沒有對焦，會得到不正確的數據
78.使用方框鏡框標示系統時，模子會沿著下列那一個參考點轉動： a.方框的中心 b.參考線中心 c.機械中心（Mechanical center） d.光學中心	**c** 模板會沿著機械中心旋轉

79.我們使用下列那一種工具,精確測量完工鏡片或模版上的的A及B: a.圓周儀 b.測厚鉗 c.Box-o-graph d.P.D.尺	c
80.將正度數移離開眼睛,會造成: a.度數更多 b.度數更少 c.度數沒有變化 d.增加視野	a
81.將負度數移靠近眼睛,會造成: a.度數更多 b.度數更少 c.度數沒有變化 d.減少視野	a
82.使用驗度儀時,讀取雙光加入度時,必須將鏡片的____放在固定臺上: a.邊緣 b.前表面 c.後表面 d.軸度	b
83.測量漸近多焦點鏡片檢查遠用度數時,要以鏡片的____定位在驗度儀上: a.裝配 b.稜鏡參考點 c.主要參考點 d.遠距離參考點	d 必須放置在遠距離參考點

中英名詞對照

abberration　像差

abduction　外展轉

adduction　內展轉

accommodation　調節

achromatic aberration　消色差的收差

against the rule　逆規則散光

ametropia　屈光異常

anisometropia　兩眼屈光參差症

antimetropia　混合性屈光參差症

apex　頂點

A-R鍍膜　抗反射鍍膜

aspheric lens　非球面鏡片

astigmitism　散光

astigmatism　斜像差

asthenopia exanopia　眼力疲勞

axial ametropia　軸性非正視眼

axis　軸度

back vertex power　後頂點屈光度

barium crown　鋇冕玻璃

base　基底

base down, BD　基底向下

base in, BI　基底朝內

base out, BO　基底朝外

base up, BU　基底向上

biconcave　雙凹面鏡片

bifocal lens　雙光鏡片

clip-on　前掛式

concave　發散透鏡：也稱凹透鏡或負透鏡

center thickness, C.T.　中心厚度

chemical tenpering　化學強化法

chromatic abberation　色像差

coma　彗星像差

conjugate　共軛運動

converge　聚合，會聚

convergence　輻輳

convex　會聚透鏡；也稱凸透鏡或正透鏡

corrective lens　符合一般曲率準則的鏡片

corridor　狹長通道，累進帶

crown　冕玻璃，1.523

curve top　弧頂

cylinder, cyl　散光

cycle of least confusion　最小模糊圓

datum　參考線系統標示

datum line　參考線

distance between lens, DBL　兩個鏡片之間的距離

decenter　鏡片偏心

Diffracted　衍射

Diffusion　擴散

diverge　發散，開散

divergence　開散

dispersion 色散

dynamic refraction 動態屈折

effective diameter, ED 鏡片的有效直徑

emergent ray 出射線——光線離開第二介質的射線

emmetropia 正視

Executive 一線雙光

executive style bifocal 一線雙光形態的鏡片

frount curve, F.C. 前弧

flint, 1.620 鉛玻璃

focal length 焦距

front vertex power 前頂點屈光度

fused multifocal lens 融合的多焦點鏡片

geometrical center, GC 鏡片的幾何中心

geometrical center distance, GCD 幾何中心距

ground-in 稜鏡基礎鏡片

incident ray 入射線——碰觸到折射介質表面的光射線

incident angle∠i 入射角－入射線及法線之間的角度

iseikonic 兩眼等像

lnset 位移

Isochromatic aberration 等色收差

isometropia 屈光等同

hetermetropia 兩眼屈光不等

hyperopia 遠視

hyperopic compoun astigmatism 遠視性複性散光

lensmeter 鏡片驗度儀

lenticular G 雙凸透鏡

lenticular lens 雙凸透鏡

magnification 倍率

meniscus 新月型鏡片

mixed astigmatism 混合性散光

MRP 主參考點

multi focal design 多焦點設計鏡片

myopia 近視

myopic compoun astigmatism 近視性複性散光

near vision complex 近距離視力組合

normal 法線——一條想像中的線條，這條線通過入射點並且和介質表面垂直

numont mounting 努蒙氏鏡架

nu value 阿貝數

oblique 斜散光

one-piece或solid 單一片

optical center, O.C. 光學中心

pantoscopic tilt 前傾角

Parallel 平行光

photochromic lens 變色鏡片

Polycarbonate PC鏡片

presbyopia 老花眼

periscopic 廣角型鏡片

principal meridian 主徑線

prism　稜鏡

progressive lens　漸進多焦點

progressive addition lens　漸近多焦點鏡片

real image　實像

reflected ray　反射線

refraction　折射

refraction ray　折射線——光線進入第二介質的射線

refraction angle∠r　折射角－折射角及法線之間的角度

refractive ametropia　屈光性非正視眼

retroscopic angle　後傾斜角

residuse astigmatism　殘餘亂視

reverse slab-off　倒轉稜鏡補償鏡片

Rimless　無框眼鏡架

round segment　圓頂雙光子片

Round segment　圓頂子片

segment　子片

Seg Depth　子片深度

SEG DROP　子片落差

SEG HE1GHT　子片高度

Seg Inset　子片位移

Seg Width　子片寬度

Semi-rimless　半框鏡架

simple hyperopic astigmatism　遠視性單性散光

simple myopic astigmatism　近視性單性散光

slab-off, Bicentric grind　雙中心的研磨稜鏡補償鏡片

sphrical, sph　球面

sperical abberation　球面像差

spherical equivalent　等價球面

static refraction　靜態的屈折

Straight top　平頂

Thermal or Air Tempering　加熱強化法

Total Inset　總位移

version　同向運動

vertex distance, V.D.　頂點距離

virtual focus　虛焦點

with the rule　規則散光

yock prism　共軛稜鏡

國家圖書館出版品預行編目資料

配鏡學 ＝ Ophthalmic dispensing／朱泌錚、
黃大明編著. --初版.-- 臺北市：五南.
2008.10
　　面；　公分
ISBN 978-957-11-5346-9（平裝）
1.眼鏡　2.驗光

416.767　　　　　　　　　　　97015188

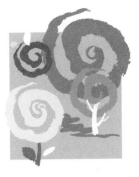

5DA5
配鏡學

作　　者 － 朱泌錚(34.2)　黃大明(292.4)

總編輯策劃 － 陳木星

發 行 人 － 楊榮川

總 編 輯 － 王翠華

主　　編 － 王者香

責任編輯 － 黃以琳

文字編輯 － 李敏華

封面設計 － 簡愷立

出 版 者 － 五南圖書出版股份有限公司

地　　址：106台北市大安區和平東路二段339號4樓

電　　話：(02)2705-5066　傳　　真：(02)2706-6100

網　　址：http://www.wunan.com.tw

電子郵件：wunan@wunan.com.tw

劃撥帳號：01068953

戶　　名：五南圖書出版股份有限公司

法律顧問　林勝安律師事務所　林勝安律師

出版日期　2008年10月初版一刷
　　　　　2015年 9 月初版二刷

定　　價　新臺幣400元

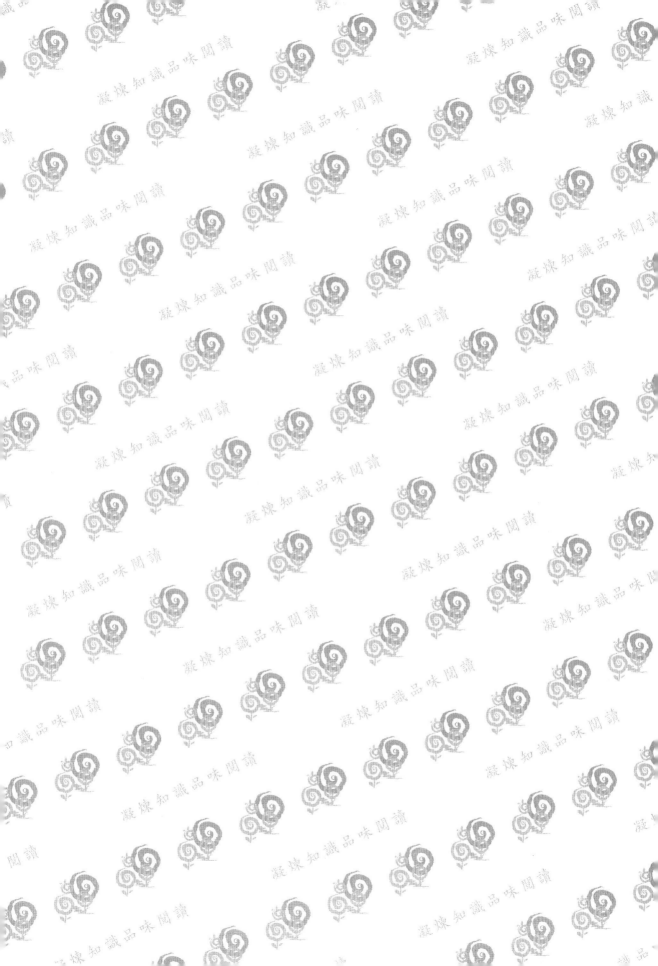